Maria Elisabeth **Druxeis**
En collaboration avec Verena **Zemme**

LES MITOCHONDRIES

Activez les centres d'énergie de vos cellules

Traduit de l'allemand par Nina **Prinzhorn**

jou**V**ence
SANTÉ

NOTE IMPORTANTE

Les informations et les conseils de ce livre ont été réalisés et vérifiés avec le plus grand soin par l'auteure et l'éditeur, ils ne peuvent cependant remplacer un conseil médical compétent. Ainsi, tous les lecteurs et lectrices sont invités à décider par eux-mêmes, si et comment ils mettent en pratique les suggestions ici délivrées. L'auteure et l'éditeur ne peuvent être tenus pour responsables en cas de dommages corporels, matériels ou financiers.

Catalogue gratuit sur simple demande

Éditions Jouvence
France : BP 90107 – 74161 Saint-Julien-en-Genevois Cedex
Suisse : Route de Florissant, 97 – 1206 Genève
Site Internet : www.editions-jouvence.com
E-mail : info@editions-jouvence.com

Titre original : *Mitochondrien*
© 2016 Scorpio Verlag GmbH & Co.KG, München
Traduit de l'allemand par Nina Prinzhorn

© Éditions Jouvence, 2019, pour la version française
ISBN : 978-2-88953-165-3

Composition : PCA/CMB
Maquette de couverture : Antartik
Couverture : Éditions Jouvence
Crédits photos : voir en fin d'ouvrage

« La santé est notre vraie richesse.
À quoi sert la prospérité, quand notre cœur finit par lâcher ?
L'or véritable et le bonheur de notre vie sont notre santé. »

Maria Elisabeth Druxeis

Sommaire

2ᵉ PARTIE
Le complot énergétique

3ᵉ PARTIE
Ce qui endommage les mitochondries

4e PARTIE
Le burn-out :
une crise des mitochondries ?

5ᵉ PARTIE
De l'aide par l'alimentation

6e PARTIE
Mon concept thérapeutique et mon traitement

Légende des encarts

 Le saviez-vous ?

 Bon à savoir

 Pistes de réflexion

Un mot personnel à mes lecteurs

Ce livre sur les mitochondries est très important pour moi car une histoire personnelle me lie à ces petits êtres indépendants, producteurs de notre énergie vitale. Après mes 28 ans, j'avais retrouvé le grand amour de ma vie. Bien que nous vivions dans des villes différentes, nous passions nos week-ends ensemble et nous pratiquions un sport que nous affectionnions particulièrement : la course à pied. Cela nous permettait de réduire notre stress et de partager de bons moments.

Un jour, mon ami a décidé de participer à un marathon. La semaine précédant l'événement, il s'est entraîné sur une distance de 42 kilomètres et à son retour j'ai eu un choc : son visage était tendu et il avait mal aux jambes au point de peiner à remonter dans la voiture.

Par souci pour sa santé – et sans doute par amour – je lui ai demandé de ne pas participer à ce marathon, mais il a insisté malgré tout et j'ai donc pris l'avion pour être à ses côtés. Il a démarré la course, fermement décidé à faire tout le parcours à une vitesse maximale – en à peine trois heures et demie. Je l'attendais à l'arrivée, très inquiète, le guettant avec une nervosité difficilement contenue. Je ressentais désormais presque physiquement que quelque chose clochait et, en effet, il n'est pas arrivé à destination. Après maintes recherches, j'ai appris qu'il s'était écroulé et se trouvait dans la tente sanitaire. Une fois les premiers soins dispensés par les médecins, je l'ai ramené à la maison et son état semblait s'améliorer au cours de la journée.

Le lendemain, je suis retournée peu rassurée à Munich. Cette histoire ne me plaisait pas du tout. J'avais remarqué un changement dans son odeur corporelle : il dégageait des effluves désagréables ressemblant à de l'urine. J'étais presque certaine qu'il avait des problèmes aux reins, rien d'inhabituel après une telle course. Craignant néanmoins une insuffisance rénale totale, je l'ai littéralement supplié d'aller voir un médecin. Il est parti au travail lundi matin, mais il se sentait tellement mal qu'il a dû rentrer très rapidement. Le jour suivant, il a pris rendez-vous chez son médecin traitant qui a ordonné une prise de sang puis, comme il avait l'air en bonne forme, il a pu rentrer chez lui. Mercredi soir nous avons reçu les résultats accablants : un taux de créatinine très élevé.

J'ai annulé tous les rendez-vous de mes patients pour le rejoindre. Le médecin traitant l'avait adressé à un urologue pour faire des examens plus poussés ; juste à temps comme il s'est avéré par la suite, car le taux de créatinine de mon ami avait doublé depuis la consultation et il a dû subir une dialyse en urgence. Le diagnostic fut un choc et pourtant je m'y attendais. Il s'agissait réellement d'une insuffisance rénale aiguë et son pronostic vital était en danger, les reins ayant cessé de nettoyer son sang.

Notre seul espoir était à présent qu'un des deux reins se remette à fonctionner, ce qui, dans son cas, frôlait le miracle. J'étais prête à faire un don de rein.

Il était évident que le marathon et l'entraînement intense des précédentes semaines avaient provoqué un surmenage et les mitochondries des cellules musculaires n'avaient pas pu produire l'énergie nécessaire, elles avaient « abandonné ».

Pendant que l'homme que j'aimais était sous dialyse, j'analysais le problème et j'allais chercher de l'aide professionnelle. J'ai téléphoné à une amie qui m'a conseillé de lui administrer une forte dose de polyphénols pour faire reculer au moins partiellement l'intoxication. Mon professeur d'acupuncture, un homme expérimenté dans la prise en charge des grands sportifs, m'a indiqué les points où piquer en cas d'insuffisance rénale aiguë. J'ai décidé de recourir également aux enzymes.

J'ai utilisé ces traitements pendant deux semaines pour aider les mitochondries dans leur travail, et finalement un rein a repris son activité, puis l'autre a suivi le lendemain.

Il est donc possible de faire des miracles lorsqu'on sait à quel endroit agir. Depuis que j'ai vécu de près ce que ces petites centrales d'énergie vivantes sont capables de faire, je suis à la découverte de leurs secrets et j'ai envie de partager mes expériences avec vous.

Le sujet des mitochondries est très compliqué – beaucoup de processus relèvent du domaine de la biochimie. J'ai essayé d'utiliser des mots simples et compréhensibles pour vous.

Guérissez bien et gardez la santé!
Votre Maria Elisabeth Druxeis

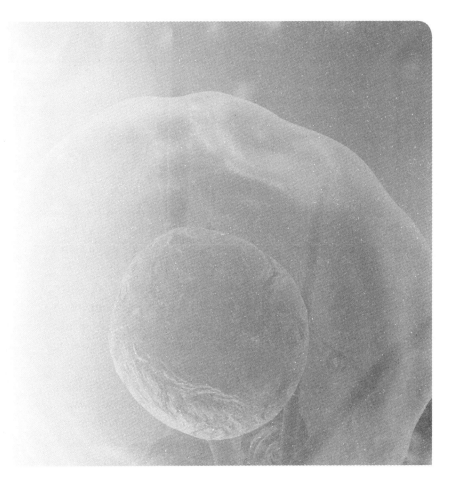

1RE PARTIE
Les mitochondries
Les « centrales énergétiques » de nos cellules

Ce matin êtes-vous sorti du lit plein d'énergie et avez-vous gardé toute votre concentration pendant la journée ? Ou était-ce une journée plutôt truffée de petits accidents et de grandes catastrophes et vous aviez l'impression de ne pas être à la hauteur ?

Ce livre est écrit pour vous, peu importe si votre journée était bonne, moyenne ou mauvaise, car mon sujet est l'énergie, plus précisément l'énergie vitale dont vous disposez – au quotidien et au mieux tout au long de votre existence.

Nous connaissons tous la différence, nous savons parfaitement bien comment on se sent quand on est plein d'énergie. Ces jours-là, ou pendant ces périodes précises, on a conscience de sa propre force, on prend la vie comme elle vient. Dans ce mode stable et énergétiquement chargé, on semble rayonner et briller. On se tient droit, les vêtements nous vont à merveille, nous aimons rire – et nous le faisons beaucoup –, nous transpirons avec plaisir pendant le sport, poussons nos capacités personnelles à l'extrême et les dépassons même parfois avec aisance. Dans ces moments-là, on attire les bonnes personnes comme par magie, car on dégage de l'assurance, de la confiance et de la joie de vivre. C'est très séduisant pour les autres ; c'est la raison pour laquelle on montre exclusivement des gens heureux dans les publicités.

De la même manière, tout le monde connaît l'autre extrême : ces journées où notre énergie est à plat et tout semble difficile. On dort mal, on se sent mal et on trouve les autres fatigants, voire hostiles.

Lorsque le sommeil ne suffit pas pour nous recharger et que cet état perdure, nous sentons avec effroi que notre énergie diminue de plus en plus. Notre petite flamme intérieure qui s'affaiblit et notre «ballon» d'énergie qui se dégonfle nous procurent un sentiment d'insécurité. Cela impacte notre confiance en nous, notre âme, notre philosophie de vie. Certains attrapent des boutons ou de l'herpès, une grippe, des problèmes d'estomac ou réagissent psychiquement en basculant vers la passivité, la négativité, la dépression.

En recherchant les origines de cet état d'épuisement incertain, on pense tout d'abord au stress : un déménagement, un futur professionnel incertain, un nouveau patron très affirmé, une longue maladie, la prise en charge des parents, le bébé qui fait ses dents ou l'enfant qui se transforme en ado renfermé, grincheux et végan… Si rien de tout cela n'est d'actualité, on blâme facilement l'âge, la météo ou le manque de vacances.

Au cas où vous auriez déjà vécu ce genre de situation, voici la surprise : même si toutes ces circonstances ont évidemment une incidence, elles ne sont pas essentielles. **L'essentiel est l'état de vos mitochondries.**

1- Plongez dans le monde des mitochondries

« Mito… quoi ? » vous demandez-vous peut-être en secouant la tête : « Jamais entendu. »

Si vous ne connaissez pas les mitochondries, leurs fonctions dans votre corps et leurs effets sur votre vie, vous devriez absolument poursuive votre lecture, car ces minuscules éléments constitutifs de vos cellules en forme de haricots sont des êtres vivants de la famille des bactéries. Elles travaillent nuit et jour pour maintenir votre niveau d'énergie aussi élevé que possible. Avant de vous présenter les diverses fonctions de vos minuscules colocataires, en voici déjà un premier portait succinct.

Dates et faits en bref

- **1 500 à 6 500 mitochondries vivent dans chaque cellule humaine** – parfois davantage (le record étant tenu par l'ovule féminin avec 100 000 mitochondries). Nos cellules se comptent en billions, si on les additionne au nombre de nos mitochondries on obtient un nombre faramineux.
- Elles existent dans chaque cellule humaine – pas uniquement dans les globules rouges.
- Leur taille est de 0,5-1,5 µm, **elles ne mesurent donc que 0,5, voire 1,5 millionième de mètre.**
- Elles peuvent bouger librement à l'intérieur du cytoplasme et sont capables de prendre diverses formes.
- Le poids total des mitochondries dans le corps d'un adulte est d'environ six kilogrammes.

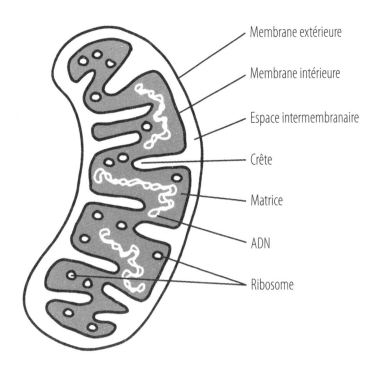

Membrane extérieure

Membrane intérieure

Espace intermembranaire

Crête

Matrice

ADN

Ribosome

Les mitochondries vues de près

Les mitochondries ne sont pas seulement un vrai sujet d'étude dans les recherches actuelles, elles jouent également un rôle majeur dans votre vie, et ce, malgré leur taille minuscule : **elles tiennent à plusieurs milliers dans chaque cellule sans être à l'étroit.** Et comme vous pouvez faire en sorte qu'elles aillent vraiment bien, il vous sera utile d'en savoir davantage.

Plongez dans un monde miraculeux : votre corps. Dans des profondeurs où aucun stéthoscope, aucune échographie, aucune sonde gastrique ne livre d'images. Accompagnez-moi dans l'univers des cellules ; comme un plongeur sous-marin vous y découvrirez de nouvelles dimensions et vous ne le regretterez certainement pas.

J'ai écrit précédemment que les mitochondries étaient des «colocataires», c'est totalement exact, car elles vivent dans chacune de nos cellules. Avez-vous déjà vu dans les livres, à la télévision ou sous le microscope à quoi ressemblait une cellule ? Alors vous vous souvenez certainement que c'est un pêle-mêle en plein mouvement. Lorsqu'on pense à une cellule, on imagine un petit espace où tout est bien à sa place, mais lorsqu'on observe de près une cellule humaine, animale ou végétale, le mouvement est tel qu'on a du mal à identifier ce que l'on voit.

D'un point de vue biochimique, ceci est complètement normal, car **chaque cellule est vivante**, en «chantier» permanent – peu importe si l'on évoque celle de la peau d'un éléphant ou d'une aile de moustique. Nous allons les regarder de près, parce qu'elles font partie de nous et qu'elles sont le foyer des mitochondries.

Les cellules : le foyer des mitochondries

La meilleure façon d'imaginer une cellule est de la comparer à une piscine gonflable pour enfants. Le tour extérieur est **la membrane**, elle est aussi douce et mobile que le bord d'un bassin en plastique gonflable. L'intérieur est rempli d'une substance gélatineuse appelée **le « cytoplasme »**. Jusqu'ici la comparaison avec une pataugeoire fonctionne assez bien, et si vous pouvez maintenant vous représenter la membrane entourant la cellule comme un papier de bonbon, l'image est presque parfaite.

Mais le cytoplasme ne flotte pas simplement à l'intérieur de la cellule, il constitue un moyen de transport idéal, ce qui tombe bien car à l'extérieur de la membrane on assiste à des scènes qui rappellent effectivement un groupe d'enfants : d'une impatience comparable à celle des petites filles et garçons, de nombreux éléments se bousculent à son pourtour. Prenons un instant et regardons de près ces petites choses qui se poussent et se cognent devant la cellule.

Et voici la surprise : nous les connaissons bien, **ce sont les vitamines, les enzymes et d'autres substances nutritives que notre système gastro-intestinal a prélevés pour nous dans notre nourriture, et que le sang transporte à travers tout le corps afin que les cellules puissent se servir parmi toute cette abondance.**

Ces substances arrivent à l'intérieur de la cellule à travers de minuscules ouvertures dans la membrane. Et pendant que toute cette troupe, nageant à toute vitesse dans le cytoplasme, se fraye son chemin vers l'intérieur, nous devons élargir un peu la sympathique image de la pataugeoire pour avoir une idée parfaite de ce qui se passe dans une cellule.

Le rôle de la cellule

Une membrane, un peu de gelée – et voici la cellule… non loin de là. Car tout comme une pataugeoire en été est remplie de jouets en plastique, de bouées et d'autres éléments, nos cellules ne sont pas uniquement peuplées de mitochondries, mais d'une foule d'autres «bestioles».

Lorsque nous observons la cellule et ses habitants, nous découvrons quelque chose de grand, de forme ovale. C'est le **noyau cellulaire**. Nous voyons de plus petits éléments qu'on appelle les **«organites cellulaires»**: elles sont passionnantes et portent toutes des noms incroyablement compliqués. Je vous présenterai les principales composantes d'une cellule plus tard (voir pages 24 et suivantes). Pour le moment, voici la captivante histoire de ce qui se déroule constamment à l'intérieur de nos cellules.

Leur travail est incroyablement diversifié; si on devait le décrire notre étonnement serait sans fin. **Il existe une grande variété de types de cellules** – ainsi certaines sont responsables des battements du cœur et d'autres de la poussée capillaire – et elles sont toutes très affairées. Choisissons tout d'abord une tâche qu'elles ont presque toutes en commun.

Sa principale tâche : le renouvellement permanent

Pas d'inquiétude, vous n'êtes pas obligé de commencer des études de chimie, biologie ou médecine pour comprendre le processus complexe du renouvellement cellulaire! Tout ce que vous avez besoin de savoir à ce stade est que **la protéine constitue l'un des principaux éléments de cette fonction**.

Nos cellules sont capables de se renouveler, nous en avons tous déjà fait l'expérience: dès que nous sommes blessés, notre corps s'attelle à réparer l'endroit endommagé. En clair, les cellules mettent immédiatement en place le programme nécessaire. Cette hémostase est composée de trois étapes et, si vous voulez suivre ce miracle d'autoguérison du corps en toute tranquillité, vous pouvez lire l'explication du fonctionnement des cellules en cas d'urgence dans les pages suivantes.

Le renouvellement cellulaire est également permanent au quotidien : ainsi, la peau, les cellules muqueuses et sanguines sont sans cesse remplacées. Les calculs montrent que beaucoup de nos cellules sont plus jeunes que nous, celles d'une femme de 50 ans n'ont que dix ans, certaines sont encore plus jeunes. Ainsi, nos vieilles cellules de peau tombent continuellement.

Elles travaillent ensemble : de nouvelles cellules de peau jeunes repoussent fraîchement de l'intérieur, nous permettant de faire totalement « peau neuve » en l'espace de deux mois en moyenne.

L'intestin, avec ses villosités et ses muqueuses, fait également partie de la peau, notre plus grand organe, et les cellules qu'il contient sont ainsi complètement renouvelées en quelques jours.

La surface du poumon se renouvelle en huit jours environ – sauf si on fume, auquel cas le goudron déposé sur la surface reste en place pendant bien plus longtemps.

La moelle osseuse produit les globules rouges, dont la durée de vie est d'environ 120 jours avant leur remplacement.

Les cellules des globules blancs ne vivent que pendant quelques jours jusqu'au renouvellement.

Les cellules du foie durent à peu près huit mois – et celle des os jusqu'à 30 ans.

Le muscle squelettique, le myocarde et les nerfs sont composés de cellules qui ne peuvent pas se régénérer par division ou par remplacement, elles doivent être constamment remises en état, tout le long de leur fonctionnement. Dans ce cas, **les mitochondries sont sous surveillance continue et, en cas de besoin, elles sont remplacées par ce que l'on appelle la « biogénèse mitochondriale ».** Lorsqu'un sportif s'entraîne pour accroître sa masse musculaire, le nombre des mitochondries dans ses muscles augmente, et à l'inverse, dès lors qu'un muscle n'est plus sollicité, il réduit à nouveau le nombre de ses mitochondries. Si vous avez déjà eu un bras cassé, vous avez certainement été surpris de constater à quel point il était maigre au moment où on vous a retiré le plâtre.

Selon les dernières théories, **les cellules nerveuses régénèrent leurs mitochondries pendant la phase de rêve.** C'est là qu'elles renouvellent leur interconnexion, à condition d'avoir un sommeil sans stress.

? La cicatrisation

Immédiatement après la blessure, les tissus se contractent – c'est la douleur que nous ressentons. Puis les plaquettes sanguines arrivent à la rescousse à la vitesse des pompiers. On les appelle les «thrombocytes» et ils entrent en action pour faire coaguler le sang. Si une coagulation a lieu à un endroit non prévu, il se forme une thrombose – simplement pour la mentionner et pour que l'on retienne le nom plus facilement… Les thrombocytes arrivent à toute vitesse et en si grand nombre à la déchirure ou la coupure que le tissu endommagé se rétrécit et l'écoulement du sang ralentit pour finir par s'arrêter.

Ensuite, on atteint la deuxième phase, celle du nettoyage et de l'infection. L'endroit blessé est débarrassé par des cellules spécialisées et toutes les composantes endommagées sont évacuées. Parallèlement, les sécrétions de la blessure éliminent les germes et les corps étrangers et le système immunitaire s'affaire à rendre inoffensifs les bactéries infiltrées. Finalement, un filet composé de fibrine, la protéine de coagulation, se pose sur la blessure pour former une croûte.

Environ trois jours après l'incident débute la phase de granulation. La plaie se remplit de nouveaux tissus et des vaisseaux très fins se forment, traversant le tissu de granulation grainé pour l'approvisionner en sang.

Puis on assiste à la phase de réparation: des fibres de collagène apparaissent et la plaie devient plus stable. À ce stade, la cicatrice est de moins en moins rouge jusqu'à se transformer en ligne blanche.

Un système parfait et ses membres...

Si on y réfléchit à tête reposée, et que l'on intègre le fait que toutes ces activités cellulaires ont lieu parallèlement, **la performance des cellules est si gigantesque qu'on pourrait la comparer à la construction simultanée des pyramides, de la muraille de Chine et de la conquête de l'espace en un temps record.** Et le plus étonnant est que la cellule se comporte comme un constructeur humain. Elle accomplit toutes ces tâches selon un plan, en organisant comme sur un chantier le chemin des différents nutriments à destination et en transportant les nouveaux «matériaux de construction» là où la cellule en a besoin pour le processus de renouvellement cellulaire ou d'autres fonctions.

Les matériaux particulièrement importants sont les protéines comme la cytosine et la thymine, ainsi que le sucre (glucose) et les graisses (lipides). Elles sont toutes utilisées par le «chef de la cellule» et son équipe de manière planifiée et judicieuse.

Tout ce que vous avez toujours voulu savoir sur les protéines

«La viande est un morceau de vie», dit une publicité. Et d'un point de vue purement biologique, c'est vrai. Lorsque les biochimistes observent un morceau de viande, ils constatent qu'il est composé principalement d'albumine, cette matière dont est fait le blanc d'œuf. On le retrouve ici en grande quantité et sous une autre forme. Et il n'existe pas qu'une seule albumine – il en existe toute une famille comportant au moins 20 types, constitutifs de 15 à 17 % d'un seul être humain! En chimie, les albumines (ou protéines) ne sont pas des atomes simples, mais plutôt des associations plus grandes d'atomes (des molécules, plus précisément même des macromolécules) composées des substances de base: carbone, hydrogène, oxygène, azote et soufre. Le même soufre est par ailleurs responsable du léger dégout que l'on ressent en mangeant des œufs avec une cuillère d'argent:

...

...

l'hydrogène sulfuré contenu dans l'albumine provoque une réaction au contact de l'argent et se transforme en sulfure d'argent, noircissant la cuillère et donnant de surcroît un goût abominable.

Les molécules d'albumine ressembleraient à des pièces de lego élémentaires empilées dans les cellules du corps. Leur stade préliminaire est celui d'aminoacides. Et le secret de la fabrication de ces molécules d'albumine essentielles à notre corps à partir d'aminoacides n'est connu que par le noyau cellulaire – et en partie par les mitochondries !

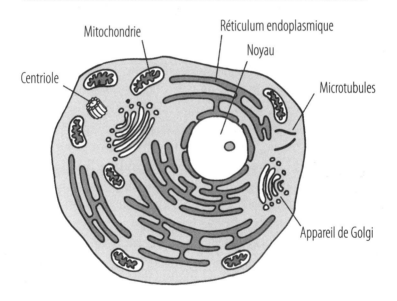

Mitochondrie

Réticulum endoplasmique

Noyau

Centriole

Microtubules

Appareil de Golgi

Le chef

Chacune de nos cellules dispose d'un chef : le noyau, comparable extérieurement d'une certaine manière à n'importe quel noyau. Tout comme le pépin doux de la pomme, le centre dur de la cerise ou le noyau merveilleusement rond de l'avocat, qui comportent tous les gènes et les impulsions de croissance nécessaires pour faire pousser une nouvelle plante, le noyau cellulaire stocke notre patrimoine génétique humain. On peut dire que la pièce maîtresse est son ADN, la forme abrégée en français de « acide désoxyribonucléique » – en anglais on utilise DNA pour *desoxyribonucleic acid*. Il contient les informations sur notre patrimoine génétique gardées par le noyau.

De l'extérieur, vu au travers d'un microscope électronique, il ressemble vraiment à un noyau de forme plutôt ronde ou ovale. À l'intérieur, **il protège le patrimoine génétique, rassemblé en double hélice et stocké sur nos chromosomes.** Ces gènes contiennent les plans de construction et les recettes nécessaires au corps. Ainsi, comme tout chef qui se respecte, le noyau est aux commandes dans la cellule.

Il « sait » non seulement que vous êtes aussi blond(e) que tante Agathe, mais aussi que vous avez hérité de l'émail dentaire fragile de votre père et qu'il vous faut une certaine quantité de calcium pour une bonne mastication. Et c'est précisément cette quantité-là qu'il fera fabriquer et préparer au transport.

À côté de cela, à l'intérieur, **le noyau s'occupe de la fonction la plus importante : la division cellulaire** – car nos cellules se reproduisent sans cesse. Cette opération implique impérativement que les cellules disposent également d'un nouveau noyau, et pour le produire, le noyau duplique le matériel génétique stocké dans ses chromosomes : lorsque la cellule se divise, l'ancienne partie – y compris son noyau – meurt, tandis que la nouvelle partie continue à vivre en se préparant à la prochaîne division.

L'équipe

Les collaborateurs du noyau sont les organites cellulaires ; un nom facile à retenir et qui s'avère idéal pour pimenter les conversations pendant vos soirées – c'est une rétraction linguistique d'organes cellulaires. Et c'est exactement ce qu'ils sont : les organes de la cellule. Tout comme leurs grands frères et sœurs, à savoir le cœur, le poumon, le foie, le rein, etc., ce sont des spécialistes, ils ont une forme clairement identifiable et sont à leur tour entourés de membranes. Les organites cellulaires ressemblent à un croisement de monstre marin avec un vaisseau intergalactique et ils portent des noms tout aussi cosmiques.

Le mieux c'est de les imaginer comme une poignée de petits gars affairés qui ont ouvert un chantier dans la pataugeoire cellulaire, car dès que les vitamines ou d'autres nutriments ont pénétré la membrane, ils retroussent leurs manches et s'apprêtent à prendre en charge cette nouvelle livraison de matériel.

Dans l'équipe, je voudrais vous présenter tout d'abord le membre au nom le plus compliqué. **Le réticulum endoplasmique** (appelons-le simplement «RE») nous réserve une surprise : il est double – rugueux et lisse à la fois.

Le RE lisse ressemble à la cape de Zorro – et ce n'est pas un hasard. Imaginez à quoi pourrait servir un grand tissu au beau milieu du cytoplasme, peuplé d'une multitude d'éléments gluants. Il fait office de filet aux pores fins et, en effet, il capture les toxines dans son sillon flottant. Il est donc logique que nous trouvions les cellules au RE lisse **là où le corps fait son formidable travail de détoxication : dans les reins.** Le fait que le RE lisse fabrique en plus une grande quantité d'hormones ne surprendra personne.

Son frère, le réticulum endoplasmique rugueux, est un spécialiste que l'on trouve surtout à l'intérieur des cellules de l'estomac, de l'intestin, du foie, ainsi que de nos glandes, où il est en charge de la transformation de l'albumine.

L'appareil Golgi est un autre collaborateur extrêmement compétent. Sous le microscope électronique sa forme ressemble de loin à un parc de stationnement volant – l'espace à l'intérieur des étages de cet organite cellulaire est très intelligemment utilisé pour entasser une grande quantité de matériel. Cela tombe bien car **son rôle est de modifier, trier et transporter les protéines fabriquées par le réticulum endoplasmique** là où on en a le plus besoin : vers la membrane cellulaire. Pour ce faire, les protéines dans l'appareil Golgi sont accrochées aux vésicules de transport – ce sont de petites bulles entourées d'une membrane, dont on peut facilement retenir le nom (véhicule avec un *s*). Ces vésicules de transport remplis de protéines se fondent ensuite dans la membrane cellulaire qui est ainsi renouvelée par l'appareil Golgi.

? Signore Golgi

L'appareil Golgi tient son nom – prononcer gol-dchih – de la personne qui l'a découverte : Camillo Golgi, un professeur de médecine (histologie et pathologie) italien. Ce monsieur, doté d'une moustache imposante et d'un front très haut, a identifié dans sa vie – entre autres – les trois agents pathogènes du paludisme. Il a obtenu le prix Nobel en 1906 et a justement découvert au cours de ses recherches cet appareil Golgi.

La division cellulaire vitale

À côté de cette fonction principale, il est intéressant d'observer comment les cellules agissent en équipe composée d'autres spécialistes encore, en dehors du réticulum endoplasmique et de l'appareil Golgi.

– Les **ribosomes** pêchent – parmi les nutriments atteignant les cellules – les enzymes, composantes avec lesquelles elles peuvent construire une préforme de protéines.

– Les **lysosomes** tiennent une sorte d'entreprise de recyclage, où atterrissent les corps étrangers et les organites cellulaires en fin de vie : ils ne sont pas jetés, mais à nouveau transformés en substances de départ.

– Les **centrioles** font partie des super spécialistes de la cellule. Ils deviennent actifs uniquement lorsqu'il s'agit de positionner correctement les chromosomes nouvellement formés pendant les heures qui précèdent la division cellulaire. Ils construisent ce que l'on appelle un « appareil fusorial » répartissant les chromosomes aux deux extrémités de la cellule, afin qu'à l'issue de la division cellulaire, chaque cellule dispose d'un jeu de chromosomes complet.

– Les **microtubules** sont des filaments tubulaires composés de protéines qui traversent le cytosquelette (un réseau constitué de protéines à l'intérieur du cytoplasme) des cellules eucaryotiques. Ils jouent un rôle important dans le combat contre le cancer. Les substances qui perturbent l'équilibre dynamique de la construction et la déconstruction des microtubules empêchent la formation et la fonction de l'appareil fusorial. **Elles agissent comme des poisons mitotiques, en empêchant la division cellulaire et ainsi également la croissance de tumeurs et métastases.** Certaines d'entre elles sont utilisées comme cytostatiques dans le cadre d'une chimiothérapie.

L'humain – un jeu de construction chimique ?

Prenons un instant et remémorons-nous un fait qu'on a rapidement tendance à oublier : nous les humains sommes certes composés d'un corps, d'une âme et d'un esprit et nous sommes des êtres hautement complexes en mutation permanente, mais, si on nous réduit à un niveau purement matériel, le bilan est très simple.

Les adultes sont «faits» en moyenne de 80 pour cent d'eau. À cela s'ajoutent les protéines, les graisses, les glucides, les vitamines et d'autres substances organiques. Ce jeu de construction est encore complété par environ deux kilogrammes de calcium, un kilogramme de phosphore, 90 grammes de soufre, 120 grammes de magnésium et des traces de fer, de cuivre, de chrome, de sélénium, de zinc, de manganèse, d'iode, de fluor et de molybdène. Comme notre corps a sans cesse besoin de tous ces matériaux pour tout ce que nous accomplissons pendant la journée, il doit le remplacer afin que nous puissions «fonctionner» intégralement. Ce qui explique l'afflux permanent de nouveaux matériaux, transportés à travers notre corps pour atteindre nos cellules, là où ils sont nécessaires et vivement attendus.

... avec, au centre, les mitochondries

Au beau milieu de ce système affairé, **au cœur du cytoplasme, nagent les mitochondries** sous leur humble forme d'haricots. Tandis que les autres organites cellulaires forment et surveillent les compartiments manufacturiers, les adresses d'envoi et le système de transport, elles fournissent l'énergie nécessaire. Sans elles, rien ne fonctionnerait. Aucune des autres organelles cellulaires ne travaillerait, aucun matériau cellulaire ne serait envoyé, aucune hormone ou enzyme ne serait produite.

La cellule resterait inerte ; sans mitochondries, elle serait morte. Car à l'inverse des autres organites cellulaires, elles ne font pas partie des systèmes organiques de notre corps. Elles, les mini-centrales d'énergie qui maintiennent en vie tous les autres éléments de la cellule, voire tout le « chantier » humain, sont une troupe d'êtres minuscules appartenant à l'espèce des bactéries. Nous ne devrions pas considérer leur existence comme évidente, car au fond elles peuvent abandonner leur travail à tout moment, elles le font de manière volontaire. Leur avènement constitue un des chapitres les plus passionnants de l'évolution.

2- La plus grande révolution de la vie

Si **les mitochondries** étaient une famille comme les Buddenbrooks, les Kennedy ou les Windsor, l'histoire de leur vie remplirait les cinémas. Elles ont beau porter des noms grecs comme les Onassis et les Niarchos (« mito » vient du grec ancien *mitosi* = fil, « chondries » du grec ancien *chondros* = graine), ce ne sont « que » **des êtres monocellulaires de l'espèce des bactéries** et le chapitre sur leur contribution spectaculaire à la vie sur cette planète reste à écrire.

Ce qui est arrivé
il y a 2,1 milliards d'années

Laissez-moi vous raconter cette histoire, elle commence comme un conte à une époque très lointaine. Il y a très, très longtemps – environ 200 millions d'années – lorsque le premier dinosaure a éclos de son œuf (pour le dire d'une manière très simplifiée), **les mitochondries étaient déjà au travail depuis plus d'un milliard d'années.** Le monde tel que notre dinosaure préhistorique l'a découvert ressemblait d'une certaine manière déjà au nôtre : lorsqu'il a ouvert les yeux, il a aperçu des plantes comme nous les connaissons aujourd'hui (par exemple des fougères, des prêles) et d'autres animaux comme les insectes préhistoriques, des coraux, des reptiles, des araignées et éventuellement la tortue qui, comme lui, est née vers la fin d'une époque terrestre que nous appelons le « Jurassique », ou « Trias ». Le Trias (= trinité) est cette période dans l'histoire de la Terre qui a commencé il y a environ 230 millions d'années et qui a duré à peu près 20 millions d'années. Elle tient son nom des trois couches sédimentaires qui se sont formées respectivement à cette époque : le grès bigarré, le keuper et le calcaire coquillier.

Ce monde si peu peuplé avec ses énormes océans, que nous ne connaissons qu'au travers d'animations sur ordinateurs, peut nous sembler très rudimentaire. Mais en réalité, à l'époque, il était déjà un miracle, en grande partie grâce à l'œuvre des mitochondries et de leurs ancêtres, les procaryotes.

Car **lorsque les mitochondries se sont éveillées, l'horloge terrestre n'affichait pas 200 millions d'années avant notre époque, mais 2,1 milliards** et la Terre était comme décrite dans la Bible : désertique et vide.

Et même ceci ne correspond pas totalement à la vérité, car la Terre telle que nous la concevons aujourd'hui n'existait même pas encore. Notre planète bleue en était au balbutiement de son évolution et venait seulement de sortir de la phase où le feu et toutes les parties de météorites et de roches flottant sans but dans l'espace venaient de former une sorte de ballon. Et l'image tant appréciée de cette Terre sous forme de sphère ne correspondait pas à la réalité. Encore aujourd'hui, la seule planète habitée du système solaire ressemble plutôt à une patate constituée de trous et de bosses.

La surface de la terre s'est constituée uniquement vers la fin de cette lointaine époque de l'existence terrestre appelée l'«archéen» (il y a 4 000 à 2 500 millions d'années), à commencer par une fine couche sous laquelle bouillonnait le magma comme un enfer de feu. Cette fine croûte s'ouvrait sans cesse, se déchirait et explosait, donnant naissance à d'énormes volcans. Peu à peu la surface s'est calmée et a refroidi pour former les premières plaques continues.

Les cyanobactéries et leurs consœurs

Puis, **il y a environ 3 500 millions d'années, la première vie est apparue dans les océans de l'archéen,** que nous pouvons imaginer comme un immense laboratoire de chimie. Les activités volcaniques de ces océans préhistoriques ont donné lieu à un grand nombre de composés soufrés – ça devait sentir l'œuf pourri. C'est à cette époque que la première vie a fait son apparition. Les molécules ont trouvé un moyen de s'agrandir et se reproduire ; et en partant d'elles, il ne restait plus qu'un ou deux pas jusqu'aux pionniers de la vie, les bactéries de soufre. On a conservé de ces êtres des fossiles chimiques – des traces filiformes minuscules, par exemple dans la roche primitive en Afrique du Sud. Ces bactéries ont contribué non seulement à la construction des continents – à un point que nous ne savons pas encore évaluer de nos jours –, elles ont également développé la photosynthèse. Ce qui signifie qu'elles étaient déjà capables, grâce à leurs pigments, de créer des matières riches en énergie à partir de matières pauvres en énergie. Énergie qu'elles tiraient de la lumière, comme les plantes encore aujourd'hui.

La «bacteria»

Selon le principe de l'évolution, on a longtemps pensé que la prochaîne forme de vie s'est développée à partir des bactéries, de simples monocellules, encore sans noyau: les «bacteria». Mais elles n'étaient pas si simples étant donné qu'elles possédaient déjà des métabolismes différents et un code génétique contenant et transmettant tout ce qu'elles savaient et qu'elles étaient capables d'accomplir. Ainsi, soit à partir des bactéries de soufre, soit parallèlement – on ne saura jamais vraiment – se sont également développées les cyanobactéries, futurs producteurs de l'atmosphère d'oxygène. Pour leur vie avec le métabolisme du soufre les bactéries de soufre, tout comme les cyanobactéries, ont surtout besoin d'une chose: de la lumière du soleil.

Dans les profondeurs des océans ont proliféré d'autres formes de bactéries, qui n'ont pas eu besoin de la lumière du soleil pour puiser leur énergie: les archées. D'après des chercheurs suédois, la «Logi-Archea» est l'ancêtre de toutes les cellules modernes.

Fiche signalétique de la «bacteria»

Rôle dans la symbiose cellulaire: la «bacteria» s'est intégrée comme un être à part entier dans l'archée, elle a pour ainsi dire «immigré» en son intérieur.

- Métabolisme: elle pouvait utiliser l'oxygène et disposait ainsi davantage d'énergie.
- Point faible: l'oxygène oxyde rapidement – et là où il y a oxydation, il y a destruction, c'est pourquoi ce métabolisme a besoin d'antioxydants et l'épuration y tient un rôle important.
- Énergie: elle pouvait en produire nettement plus grâce à l'utilisation de l'oxygène.
- Le patrimoine génétique est stocké dans le génome bactérien, abrégé: le génome-B.

… et qui est cette « archea » ?

Nous savons aujourd'hui que la « bacteria » n'était pas la seule descendante des cyanobactéries. Tout comme on a un jour découvert l'homme de Neandertal – qui nous occupe depuis lors comme sujet de notre généalogie quelque peu trapue et probablement grandement sous-estimé – on a trouvé il y a 30 ans dans la mer, dans la profondeur des volcans, des organismes unicellulaires inconnus. « Ah ! », pensait-on, « ce doit être une nouvelle espèce de bactéries ». Puis, rapidement, vint la surprise : ce qu'on a aperçu à travers le microscope était impossible à classer dans la famille des bactéries.

Ces organismes unicellulaires vivants de toute évidence déjà tranquillement depuis des millions d'années sans avoir été découverts dans un milieu volcanique extrêmement chaud – à une profondeur de 2 000 à 4 000 mètres, sans soleil ni oxygène – n'avaient en commun avec les bactéries que deux choses : comme elles, **ils ne possédaient pas de noyau et étaient dotés d'un code génétique.**

On a décidé de créer un nouveau groupe de cellules et on a appelé cette forme primitive « archea » (archéens), en référence à l'arche de Noé.

Fiche signalétique de « l'archea »

Rôle dans la symbiose cellulaire : c'est la cellule dans laquelle la « bacteria » a élu domicile.

- Métabolisme : elle effectue une simple fermentation sans oxygène.
- Point faible : la fermentation (comme pour toutes les fermentations en bouteille) a lieu exclusivement à l'intérieur du système. L'« archea » était un système fermé sans connexion avec l'extérieur.
- Énergie : elle est plutôt moins productive en matière d'énergie.
- Le patrimoine génétique est stocké dans le génome archéen, abrégé : le génome-A.

La symbiose cellulaire

« Hm ! », soupirez-vous peut-être maintenant, « quel est l'intérêt de savoir que deux mini-organismes unicellulaires se baladent avec ou sans noyau ? ». Je ne vous raconterai pas tout ça s'il n'y avait une bonne raison : vous possédez vous-même un noyau cellulaire, ce qui fait de vous une espèce vivante plus évoluée. Et nous pouvons regarder de haut toutes ces formes de vie « inférieures » comme les bactéries, uniquement parce que, il y a deux milliards d'années, il a dû se passer quelque chose d'extraordinaire : **le fusionnement de la « bacteria » avec l'« archea ».** Dans la symbiose cellulaire, que l'on peut imaginer éventuellement comme un gigantesque mariage spontané, ces deux organismes unicellulaires ont fusionné pour devenir un nouvel être minuscule unicellulaire. La plus ancienne « archea » a absorbé la plus jeune « bacteria ». On ignore encore si le noyau s'est formé par la suite rapidement et de manière spontanée, ou si cela a mis des millions d'années. Mais nous pouvons affirmer avec certitude que le matériel génétique de toutes les cellules humaines, animales et végétales provient à 60 pour cent de l'« archea » et à 40 pour cent de la « bacteria ».

Une forme de vie préhistorique et néanmoins moderne

Comme à chaque fusion, on se demande involontairement : quels sont les avantages ? Ils sont rapidement évidents : l'« archea » était déjà si ancienne qu'elle était née à une époque où il n'y avait pas encore d'oxygène sur terre. **La « bacteria », en revanche, connaissait non seulement le secret de la photosynthèse, elle possédait également déjà un métabolisme capable d'utiliser l'oxygène : elle a apporté l'énergie.** Et c'est resté ainsi jusqu'à aujourd'hui : la petite centrale d'énergie vivante permettant à chaque cellule de fonctionner était la « bacteria », et elle l'est toujours. Elle n'a perdu qu'une seule chose au moment de la fusion : son nom. **Aujourd'hui, elle s'appelle la « mitochondrie ».**

Au fait, le terme technique pour les cellules dotées d'un noyau est «eucaryote». Ce terme vient également du grec ancien *eu* = bien et *karyon* = noyau. C'est donc le «bon noyau» que nous possédons tous.

Une digression sur l'oxygène

Pour ne pas passer à côté, voici un petit mot au sujet de l'oxygène. L'ancienne «archea» vient d'une époque où il n'y avait pas encore d'oxygène, tandis que la «bacteria» a grandi avec lui et pouvait déjà l'utiliser. Quelle est son origine?

Si vous avez une bonne mémoire – ou si vous retournez quelques pages en arrière – vous vous souvenez que les cyanobactéries ont pratiqué la photosynthèse, processus pendant lequel elles dégageaient un gaz, l'oxygène. Plus elles vivaient sur terre, plus elles se reproduisaient, plus la part d'oxygène dans l'atmosphère augmentait. Le niveau d'oxygène actuel n'a d'ailleurs été atteint que bien plus tard – il y a seulement 350 millions d'années; depuis, la teneur en oxygène dans l'atmosphère terrestre est d'environ 21 pour cent.

Mais il y a environ 2 500 années, lorsqu'une une certaine quantité a été atteinte, une catastrophe est arrivée. Vous le savez vous-même, lorsqu'on laisse la grille d'un barbecue, un clou ou n'importe quel objet en fer pendant longtemps à l'air, il rouille. La rouille n'est rien d'autre que la combinaison de l'oxygène avec un certain métal, comme par exemple le fer. Nous ne savons pas exactement ce qui est arrivé, mais on parle du *Great Oxidation Event*, qui a mis un terme à l'archéen. Imaginez simplement que la terre a commencé à rouiller et, comme souvent dans la vie, le malheur des uns fait le bonheur des autres. Les formes de vie apparues à ce moment-là pouvaient utiliser l'oxygène pour leur métabolisme, elles étaient plus modernes, plus riches en énergie et donc de vrais gagnants comme la «bacteria».

Les mitochondries – questions et réponses

J'espère que l'histoire des mitochondries vous a plu, malgré ou peut-être parce qu'elle est ancrée aussi loin dans le passé, et qu'elle est aussi intimement liée au développement de la vie. **Rappelons-nous que si les deux organismes unicellulaires – «archea» et «bacteria» – n'avaient pas «décidé» de fusionner et de former un nouvel être, à savoir la cellule avec un noyau, il n'y aurait pas de forme de vie plus évoluée: pas de plantes et pas d'animaux.** Nous sommes également un résultat de la symbiose, car nous sommes tous constitués de cellules disposant d'un noyau et de mitochondries. Je vais maintenant répondre aux questions particulièrement pertinentes quant à la prestation et la fonction des mitochondries.

Quelle est la fonction exacte des mitochondries?

Ces petites centrales d'énergie sont en charge de **la production et de la mise à disposition de l'énergie pour le fonctionnement des cellules** – à l'aide d'une multitude de produits métaboliques. Elles sont responsables de la respiration cellulaire et stockent parallèlement le calcium, une sorte de petit à-côté. Elles le redistribuent en cas de besoin. Ce qui semble si simple et un peu secondaire est en réalité un aperçu des vrais miracles du travail de notre corps: en délivrant du calcium «à la demande», elles contribuent à la survie de la cellule. On appelle ce principe l'«homéostasie» (du grec *homoiostásis* = égalité). Par ces processus, un système vivant peut, par lui-même, maintenir un équilibre – comme une sorte de *«perpetuum mobile»* (mouvement perpétuel).

Quels sont les besoins des mitochondries pour leur fonctionnement ?

Les mitochondries étant des êtres vivants, elles ont besoin de la nourriture que vous mettez à leur disposition. Tout ce que nous absorbons est finement réparti par le métabolisme : en nutriments essentiels comme les vitamines, les minéraux et les oligo-éléments, les sucres (hydrates de carbone), les acides gras, les protéines et l'oxygène. **Tous ces éléments sont constamment fabriqués à partir de la nourriture et transportés dans les cellules, afin que les mitochondries (et les autres organites cellulaires) puissent «absorber» tout ce qui leur est nécessaire pour accomplir leur travail.**

Les mitochondries ont-elles leur propre noyau ?

Non, elles n'en ont pas, chaque cellule humaine n'enferme qu'un seul noyau. Mais – et ceci est extraordinaire – elles ont apporté lors de la symbiose cellulaire leur propre matériel génétique qu'elles ont conservé. Ainsi, ce n'est pas seulement le noyau qui contient des gènes, mais également les mitochondries.

Qui nous transmet les mitochondries ?

Elles sont transmises exclusivement par la mère, en même temps que les gènes affiliés. Mais à chaque division cellulaire d'un enfant en pleine croissance, les informations des gènes paternels du noyau s'y mêlent. En clair : chacun de nous porte la même énergie que sa mère. Au début de notre enfance nos réactions cellulaires et nos caractéristiques proviennent plutôt du côté maternel, les parts héréditaires paternelles se rajoutent successivement. **Entre 8 et 14 ans, nous avons atteint notre équilibre génétique héréditaire.**

Quelle est l'utilité des gènes additionnels dans les mitochondries ?

Regardons à nouveau brièvement la fonction du noyau : il est né par la fusion de l'ancienne substance « archea » et stocke notre patrimoine génétique dans le génome-A, qui tient son nom de cette même « archea ». Il héberge les 23 paires de chromosomes avec nos informations génétiques. Avant chaque division cellulaire, le noyau se duplique, afin que la nouvelle cellule soit identique à celle qui est morte et fonctionne de la même façon. On peut ainsi dire que le noyau dirige la division cellulaire. Ainsi, en cas de blessure par exemple, il faut qu'il y ait suffisamment de cellules pour la multiplication. En effet, un grand nombre de nos cellules meurent au cours d'une journée et la compensation de toutes ces pertes frôle le miracle.

Pour les différentes fonctions cellulaires individuelles cependant, **les gènes dans les mitochondries jouent le rôle prépondérant.** Elles représentent la part de notre patrimoine génétique que les mitochondries ont emmenée jadis au moment de la symbiose dans le nouvel être vivant miniature et cela représente encore des milliers de gènes actifs !

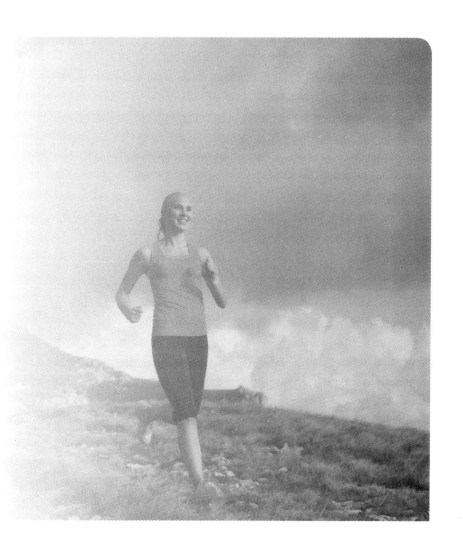

2ᴱ PARTIE
Le complot énergétique

1- D'où vient notre énergie ?

Le monde dans lequel nous vivons nous offre tous les jours un tel éventail de nouveautés que l'on ne sait parfois plus très bien vers quoi se tourner. Malgré cela, dans ce chapitre je voudrais vous emmener vers de nouveaux horizons – en partie même aux limites de notre savoir car il se passe tellement de choses intéressantes que je souhaiterais partager avec vous, tant dans la recherche sur les mitochondries que sur notre énergie vitale. Notre meilleur allié est la technologie car les microscopes électroniques nous permettent de voyager à l'intérieur du corps. Venez découvrir ces processus passionnants à l'origine d'une vie pleine d'élan.

Les mitochondries et l'ATP

Vous savez déjà que les mitochondries produisent notre énergie, mais comment font-elles concrètement ? Je n'ai pas envie de vous expliquer ici un processus biochimique compliqué, mais plutôt un événement vivant.

La respiration cellulaire – le principe en bref

Avant de commencer à vous présenter la respiration cellulaire vitale, voici une comparaison toute simple : **les mitochondries nous ressemblent. Elles ont besoin d'oxygène pour respirer et s'il leur faut rapidement un apport en**

énergie, comme nous, elles aiment manger du sucre. Elles vont «pêcher» les composantes de sucre (glucose) riches en énergie dans le cytoplasme et les décomposent – à l'aide de l'oxygène – en substances pauvres en énergie : l'eau et le dioxyde de carbone. **Ce processus de fission est parfaitement maîtrisé par les mitochondries, puisque ce sont elles qui ont inventé ce métabolisme, nécessitant lui-même de l'oxygène** (voir page 36)! Au cours de ce procédé, de l'énergie (en quelque sorte l'unité énergétique finale du corps) est libérée sous forme de combustible, l'ATP. Comme une mini-batterie éphémère, il est à disposition de chaque cellule pour les processus métaboliques. Il est à l'origine de l'énergie qui nous donne notre force vitale.

La structure des mitochondries

Jetons à présent un œil curieux à travers un microscope et regardons une mitochondrie de près. La première chose que nous découvrons est un être qui ressemble fort à un haricot. Sa structure est facilement reconnaissable :
– la mitochondrie est entourée d'une **double membrane** ;
– entre les deux membranes se trouve un interstice que les chercheurs nomment **l'espace intermembranaire** ;
– les membranes enferment l'intérieur de la mitochondrie, **la matrice**.

Selon vous, quelle partie de la mitochondrie est responsable du développement de notre énergie vitale ?

La membrane mitochondriale interne

En réalité, l'intégralité des membranes et espaces de la mitochondrie prend part à la production énergétique. Le dernier pas, cependant, se fait dans la membrane interne. C'est un endroit très spécial ; vous avez certainement déjà vu un documentaire sur la plongée dans une grotte d'un récif corallien.

Un monde composé de toutes parts de calcaire, de forme irrégulière, s'ouvre devant les yeux éberlués du spectateur. C'est à cela que ressemble l'intérieur d'une mitochondrie : on se retrouve à l'intérieur de la matrice, entouré de la membrane interne dont les plis sont si prononcés qu'ils possèdent leur propre nom. Ils s'appellent *christae* et permettent à la surface intérieure de la membrane interne de disposer de bien plus de surface que si elle était lisse.

Les mitochondries respirent

Pourquoi les mitochondries ont-elles besoin de toute cette surface ? Vous l'avez certainement deviné : pour la production d'énergie. Plus la surface est grande, plus il y a d'énergie. Jusqu'ici tout est clair.

La question qui se pose est comment ça marche ? **Comment une bactérie peut-elle produire sur la surface pliée de sa membrane interne quelque chose d'aussi éphémère et néanmoins puissant que l'énergie ? La réponse se trouve dans la nature de la mitochondrie : elle respire. Ou, plus précisément, elle utilise l'oxygène pour sa principale fonction.**

Dans la première partie, à la page 30 et suivantes, vous pouviez lire qu'il y a quelques milliards d'années, des bactéries capables de produire de l'énergie de façon «moderne» sont apparues et ont ainsi révolutionné la vie.

Les anciennes bactéries (comme l'«archea») ont survécu en absorbant de la nourriture et en la faisant ensuite fermenter pour créer de l'énergie.

La nouvelle génération de bactéries n'avait même plus besoin de ce procédé «primitif» de fermentation ; elle était en mesure d'absorber l'oxygène (de respirer) et de décomposer ainsi la nourriture pour la transformer en énergie : c'est beaucoup plus propre et efficace. **Les mitochondries font partie de ces bactéries «modernes», elles utilisent l'oxygène**

pour brûler les nutriments. Elles ne produisent ni de la chaleur, ni de la lumière mais de l'énergie pure.

Comment l'énergie se retransforme en énergie ?

N'allez pas maintenant penser que cette énergie soit un élément mystérieux et difficilement saisissable, volant à travers les cellules comme des millions de petits fantômes brillants, vous faites erreur : **l'énergie c'est de la chimie pure.** Comme tous ceux qui n'ont pas la bosse de la chimie ou qui ne sont pas étudiants en médecine fermeraient certainement le livre à ce stade, je vais donner une explication très simplifiée en vous demandant : « Que mangez-vous quand vous vous sentez fatigué et flagada – ou quand vous vous apprêtez à passer un examen ? » La bonne réponse est : « du sucre ».

Le sucre – la matière originelle de notre énergie vitale

Notre organisme adore le sucre, car le métabolisme peut très facilement le décomposer en éléments chimiques de « matière originelle de sucre », à savoir par exemple le glucose et le fructose. L'organisme envoie ces éléments comme « combustibles » pour la production d'énergie dans les cellules, où ils arrivent sains et saufs dans le cytoplasme.

Le glucose assure une fraction de l'énergie

À la question pourquoi nous mangeons en général, beaucoup d'entre nous répondront : « Et bien, pour avoir de l'énergie. »

Et quand on nous demande quelle sorte d'énergie, nous l'ignorons.

Elle est pourtant relativement simple : **les mitochondries puisent de l'énergie électrique dans les nutriments comme le glucose, les protéines et les graisses.** Dans leur intérieur, celle-ci est transmise à des molécules «géantes», appelées «les complexes de la chaîne respiratoire». Leur taille, comparée aux autres composantes cellulaires, est si imposante qu'on dirait l'Empire State Building au beau milieu d'un lotissement de petits jardins.

Et pire encore, si on se réfère au plus grand manuel de biochimie écrit par Lubert Stryer, cette énergie tirée du sucre, des graisses et des protéines prend – sous forme de paires d'électrons – une très grande accélération dans les complexes de la chaîne respiratoire. **Il se crée ainsi des champs électromagnétiques émettant une très faible lumière sous forme de photons, des particules de lumière se distinguant par leur vibration, appelée «fréquence», et par leurs ondes.** Comme avec une télécommande à infrarouge, on est en face de signaux programmables. En un mot, à travers la nourriture, notre corps est approvisionné en lumière chargée d'informations.

Comment utilisons-nous l'énergie ?

Lorsque nous mangeons par exemple un fruit, il est réduit en petits morceaux, prédigéré et **les nutriments importants sont finalement dirigés vers les mitochondries, où se déroule un processus biochimique très compliqué, le cycle citrique (ou cycle de l'acide citrique), au cours duquel, par différentes étapes chimiques, les nutriments produisent des électrons.**

Ceux-ci sont transportés avec leur charge électrique vers les «convertisseurs d'énergie», les complexes de la chaîne respiratoire dans la membrane mitochondriale interne. Là, ils sont accélérés et à nouveau rattrapés par l'oxygène vital dans le quatrième complexe. Ainsi, se forme un champ électromagnétique puissant produisant une information. Dans le dernier complexe énergétique (nommé l'ATP synthase), celle-ci est transmise comme par miracle à l'ATP, une molécule omniprésente dans notre corps.

L'ATP synthase et la transformation d'ADP en ATP

Cet élément ressemble à un séchoir chez le coiffeur, sauf que la cliente installée en dessous tournerait en permanence sur elle-même. Dans la tête de cet élément – sans même entrer en contact avec le champ électromagnétique – trois molécules d'énergie ATP (l'adénosine triphosphate), produites par le couplage enzymatique d'un composé de phosphore et d'adénosine diphosphate, sont créées à chaque rotation.

Pourquoi avons-nous besoin de l'ATP ?

On trouve l'ATP partout où le corps fait des efforts : la synthèse des protéines, le système immunitaire ou les cellules nerveuses. **Un être humain utilise quotidiennement une quantité de cette molécule, sans arrêt recyclée, équivalente à sa masse corporelle.** Chez les sportifs cette quantité journalière est extrêmement élevée.

Jusqu'à présent, on partait de l'idée que le corps exploiterait la chaleur produite par l'utilisation d'ATP, mais cela voudrait dire qu'un coureur de marathon arriverait gelé en bout de course, alors qu'en réalité, un sportif de haut niveau est surchauffé. L'énergie produite par le couplage du composé de phosphates – environ 30 kilojoules – sert uniquement à la température de fonctionnement, le reste doit être refroidi, entre autres par la transpiration. En outre si les deux atomes de phosphore restants se divisaient, la quantité d'énergie libérée serait la même.

Ce qui est certain, c'est que nous ne pouvons pas utiliser l'énergie thermique produite par l'exploitation de l'ATP ! À quoi sert alors ce mécanisme compliqué ?

Probablement à transmettre des informations lumineuses. Cette supposition semble confirmée par « la biologie quantique», une discipline universitaire relativement récente. On a découvert, d'abord pour les plantes et plus récemment de façon expérimentale également pour des structures protéiques vivantes, que la matière vivante, l'être humain par exemple, réagissait aux impulsions lumineuses.

Nous nourrissons ainsi nos cellules, et donc les mitochondries, pour produire des informations ciblées contenues dans les photons, qui nous permettent de réaliser toutes sortes de performances physiques. Il faut encore de nombreuses recherches et collaborations entre biologistes, physiciens de la physique quantique et médecins pour obtenir une explication précise de ce phénomène.

Nous sommes en fait des êtres de lumière. C'est la raison pour laquelle l'absorption de nutriments artificiels crée souvent des problèmes dans notre organisme : ces aliments fabriqués industriellement sont simplement dépourvus d'énergie solaire (de lumière).

Peut-on mesurer l'énergie vitale ?

Clairement, on ne peut pas mesurer votre énergie de vie avec un appareil mais, en empruntant d'autres chemins, **on peut déterminer très précisément comment se portent vos mitochondries. En bref : si vos mitochondries vont bien, vous allez bien.**

Pour vérifier l'état de l'environnement de ces petites centrales d'énergie vivant dans nos cellules, l'analyse de sang dans un laboratoire nous livre des paramètres importants :

– **LDH-isoenzyme** : cet enzyme, un biocatalyseur, donne le «coup d'envoi» de l'ensemble du processus de production d'énergie. On peut dire de manière simplifiée que lorsque la LDH (lactate déshydrogénase) est élevée les mitochondries sont «à fond». Dans ce cas, vous ne ressentirez pas ce changement comme un regain d'énergie, mais vous aurez, au contraire, l'impression d'être très fatigué et faible, car les mitochondries sont sursollicitées. Un taux élevé de LDH est donc un indicateur de de stress des mitochondries ;

– **la capacité antioxydante** : lorsqu'une mitochondrie produit de l'ATP, il se forme sans cesse – en quelque sorte comme un effet secondaire et un « déchet » – des radicaux libres dérivés de l'oxygène. Ces particules agressives endommageraient les cellules si elles n'avaient pas des « ennemis naturels », les antioxydants, comme par exemple la vitamine C, absorbée par la nourriture, ou des substances produites par notre corps comme le glutathion. Tant que l'équilibre entre ces deux parties est maintenu, la cellule est en bonne santé, mais dès que l'une d'entre-elles est surreprésentée, nous tombons malades. La proportion des antioxydants est facilement décelable en laboratoire, et leur taux permet de déterminer précisément l'état de santé de nos cellules et des mitochondries ;

– **le glutathion** est un antioxydant produit par le corps qui intercepte les radicaux libres. Si son taux chute, cela signifie que la cellule utilise un plus grand nombre d'antioxydants. Et lorsque la réserve est épuisée, la cellule est livrée sans défense aux radicaux libres dérivés de l'oxygène. Un taux bas de glutathion montre que vos mitochondries sont affaiblies.

En résumé on peut dire que même s'il n'existe pas de mesures précises pour déterminer la puissance de votre énergie vitale, ces résultats d'analyse suffisent pour évaluer si vos mitochondries sont en mesure de produire assez d'ATP. C'est la raison pour laquelle on vérifie ces paramètres en cas de soupçon de burn-out.

2- Connaissances de base en gestion d'énergie

Quelle est l'utilité de savoir toutes ces choses? Ce livre a été écrit pour vous fournir une aide de vie élémentaire. **En connaissant d'avantages vos mitochondries, vous pouvez mieux gérer votre énergie à l'avenir. Les avantages d'une prise en charge de votre niveau d'énergie et de la forme de vos mitochondries sont évidents: une gestion d'énergie intelligente, en étant conscient de vos propres ressources, est la clé pour une vie longue et en bonne santé.**

Vivre en harmonie avec son énergie

Si je vous posais la question: «Comment ressentez-vous votre énergie?», vous me regarderez probablement d'un air dubitatif. Mais il est important d'y réfléchir, car **une bonne appréciation de son niveau d'énergie permet de détecter plus facilement les signes d'épuisement et de surmenage et de les contrer ensuite activement.** À l'inverse, si nous continuons à nous épuiser malgré un niveau d'énergie faible, parce que nous ne sommes pas en phase avec nos propres ressources, nous stressons tant nos mitochondries qu'elles n'ont pas d'autre choix que de tomber malade.

Tirer profit de son «pic d'énergie» quotidien

La chronobiologie, un nouveau domaine de recherche, enquête sur les causes des rythmes régissant les êtres vivants. Ses chercheurs s'intéressent particulièrement à l'influence du jour et de la nuit sur le sommeil de l'homme, des animaux et des plantes, et ils ont ainsi observé de très près, non seulement les organismes unicellulaires, les algues, les tomates et de nombreuses espèces animales, mais également les êtres humains «couche-tôt» et «lève-tard». Leurs conclusions laissent songeur. La réaction aux impulsions lumineuses jour/nuit qui déterminent notre rythme est inscrite dans les gènes. Après une période riche en sommeil pendant la puberté, l'héritage familial prend le dessus et décide du moment de votre pic d'énergie: alors qu'un «lève-tôt» peut se lancer de bonne humeur dans la vie à 5 heures du matin, le «couche-tard» reste à un niveau d'énergie faible pendant toute la matinée. On peut en tirer la conclusion logique que **les moments favorables à la production quotidienne d'ATP des mitochondries ne sont pas les mêmes pour tout le monde.**

Êtes-vous plutôt du matin ou du soir? Pouvez-vous définir à quel type vous appartenez? Si oui: vous est-il possible de vivre à votre rythme naturel, ou êtes-vous obligé de lutter contre la capacité physique déterminée par votre corps? C'est déjà un bon moyen pour découvrir si vous êtes globalement forcé à vous épuiser ou pas.

Ainsi, le travail par postes ou sous des lumières artificielles de façon prolongée affecte le rythme de sommeil de n'importe quel être humain. **Si vous êtes concerné par de telles conditions de vie, essayez de compenser au moins pendant les week-ends pour soutenir vos mitochondries.**

Pensez également à ne pas les surmener le soir en abusant de la télévision ou des jeux sur l'ordinateur. Même si vous croyez ne pas avoir besoin de sommeil, les mitochondries réclament un temps de repos.

Le rythme biologique

À côté des découvertes scientifiques de la chronobiologie, il existe le concept de ce que l'on appelle le «biorythme», selon lequel nos performances et nos humeurs seraient régies par des rythmes (du corps, de l'âme ou de l'esprit) à durées variables. Ils commenceraient le jour de la naissance et changeraient selon les circonstances extérieures.

...

> ***
> Ces rythmes sont représentés par des courbes sinusoïdales oscillantes de part et d'autre d'une ligne zéro. Lorsque deux courbes croisent cette ligne le même jour, les répercussions seraient négatives.

Le creux de l'après-midi

La plupart d'entre-nous ressentent de la fatigue et une baisse de concentration dans le courant de l'après-midi – entre 14 heures et 17 heures. Ceci est dû à la digestion du repas de midi : le sang est concentré dans la région gastro-intestinale pour que le métabolisme puisse remplir ses fonctions. Le cerveau, en revanche, est moins bien irrigué que pendant la matinée. Le niveau d'insuline joue également un rôle important, il baisse après le repas, surtout si on vient d'absorber une grande quantité « d'hydrates de carbone vides » (comme par exemple une grande assiette de pâtes à la farine blanche). Toutefois, que ce soit dans notre vie familiale ou professionnelle, on nous demande d'être particulièrement présents et vaillants l'après-midi : il faut aider aux devoirs, traverser la moitié de la ville pour emmener les enfants, donner des conférences, négocier des contrats avec des clients ou dispenser des soins médicaux compliqués aux patients…

Que peut-on faire pour éviter de prendre des remontants ou d'ignorer sa chute d'énergie ? Comment refaire le plein d'énergie ou du moins empêcher qu'elle ne diminue davantage ? :

– **un déjeuner « léger »** qui ne « pèse » pas sur l'estomac ;

– une promenade en marche rapide à l'air libre en prenant de grandes respirations ;

– **une douche froide** selon le prêtre Kneipp : faire simplement couler de l'eau froide à l'intérieur des poignets. Cela marche aussi sur les tempes. C'est le moyen le plus naturel de se rafraîchir ! ;

– **un expresso ou un moka** : c'est ainsi que finissent traditionnellement et intelligemment les déjeuners dans toute la région méditerranéenne. Faites le test pour savoir si cet apport intense en caféine vous est bénéfique.

Aussi simples que soient ces méthodes, elles vous rafraîchissent de manière naturelle et vous permettent d'écouter votre corps. Les mitochondries vous remercieront.

De l'énergie pour une longue vie ?

En réalité, nous commençons tous à travailler dès le premier jour de notre existence. Que savons-nous faire avant même d'entrer en maternelle ? Marcher, manger, parler... Et ensuite, après l'école, il y a la formation, la fondation d'une famille, les débuts dans le monde du travail, les longues années de quotidien professionnel et familial avec son lot de changements et de nouveaux défis. Arrivés à la retraite, beaucoup d'entre nous sont épuisés et malades à force de travailler car, malgré les efforts prononcés des mitochondries pour maintenir le niveau d'énergie, les maladies, le stress, le surmenage, l'épuisement et davantage encore la surexploitation de sa propre force (peut-être pour conserver cette image d'invulnérabilité) ont des conséquences.

Carpe Diem – cueillez le jour !

Les mitochondries sont incapables de produire et de stocker une réserve d'énergie, leur nature est ainsi faite. Chaque petite poussée d'énergie ne dure que quelques instants, ce qui veut dire que nous devons y veiller quotidiennement. Je sais bien que ce n'est pas réaliste, mais la manière la plus saine de structurer sa journée serait :
– huit heures de sommeil ;
– huit heures de travail ;
– huit heures de repos et de temps pour soi.

Notre rythme quotidien normal n'est pas seulement décalé par rapport à cette structure idéale, nos journées sont fragmentées. Vient s'ajouter à cela que, pendant la jeunesse, ces années où on fonde une famille et on construit sa vie, on doit et on peut vivre pendant une longue période avec une autre répartition du temps. Lorsqu'on est plus âgé ou convalescent suite à une maladie, **ce rythme journalier de 3 × 8 heures fait littéralement des miracles.** Peut-être ressentez-vous les effets curatifs que procurent huit heures de repos ou de loisir pendant vos week-ends, vos journées libres ou vos vacances. Jouer de la musique ou en écouter, faire une balade, aller voir des amis, visiter un musée ou un zoo, assister à une conférence – ou simplement classer des photos de vacances – **il s'agit de faire quelque chose uniquement pour vous, sans culpabilité, en prenant votre temps.** Vous n'avez pas idée à quel point ce «temps d'arrêt» est reposant pour le corps: la respiration et l'activité du métabolisme, la tension et la fréquence cardiaque se normalisent. Et pour une fois les mitochondries n'ont pas besoin de faire «des heures supplémentaires».

Mon conseil: gardez en tête ce rythme idéal de 8-8-8 et réfléchissez comment vous pourriez vous en approcher – peut-être en supprimant volontairement les choses que vous faites uniquement par habitude. **Souvenez-vous, vous ne rendez service à personne en tombant malade et nous vivons à une époque où tout le monde est remplaçable.** Cette idée ne doit pas vous effrayer, mais vous enlever un peu de pression: vous n'êtes pas obligé de sauver quotidiennement (!) votre entreprise/famille. Ça marche aussi sans vous, essayez donc pour voir!

3- Renouveler l'énergie par le sport

Je suis moi-même une passionnée de sport, mais au cours de mes longues années d'entraînement professionnel, j'ai appris que la pratique d'une activité physique n'intéressait pas tout le monde autant que moi. Cela me surprend toujours d'entendre de la part d'un patient ou d'une patiente que le sport les fatigue et les épuise au lieu de les revigorer. Pour moi, c'est déjà un signal d'alarme pointant une dégradation des mitochondries.

Le sport – et je ne parle pas de sport de haut niveau, car il représente un facteur de stress pour nos mito-chondries (voir page 66) – **associé à une alimentation saine sont les meilleurs moyens d'approvisionner vos mitochondries en énergie fraîche.** Et, soit dit en passant, il est également la meilleure prévention contre un tas de maladies de notre société de consommation ; il prévient de manière fiable le surpoids, la dyslipidémie, le diabète et la tension artérielle.

L'endurance : bonne pour la forme

Les sports d'endurance ont une fonction de prévention efficace à plusieurs niveaux.

Vous perdez des kilos superflus – ou vous ne les prenez même pas ! C'est également une protection pour le cœur et, en choisissant les activités physiques adaptées, vous arrivez à rééquilibrer le métabolisme des graisses. Cela ne demande pas beaucoup d'efforts, vous n'êtes pas obligé de vous mettre sur votre 31 et de vous inscrire dans un club de fitness, la marche rapide et le vélo suffisent. C'est aussi simple que ça : **pratiquez trois fois par semaine pendant 30 minutes un sport d'endurance** (mieux encore cinq fois par semaine pendant 45 minutes) et vous profiterez de tous les avantages que vous procure cet exercice. Votre vie devient plus facile parce que vous êtes mieux armé physiquement et mentalement. **Des promenades à l'air frais, peu importe la météo, font du bien au corps et à l'esprit.** La lumière et le soleil qui brille sur la peau vous réchauffent le cœur, et ce qui renforce le cœur allège l'âme. C'est pourquoi le sport rend optimiste, alors si vous pratiquez régulièrement, votre conscience corporelle s'améliore toute seule. Le mouvement augmente l'estime de soi et crée de bonnes conditions pour déconnecter. **De nos jours, on peut considérer l'activité physique comme un médicament contre les troubles d'humeur et même contre la dépression.**

Les bonnes raisons pour se lever du canapé

Il ne s'agit pas obligatoirement de sport – certains sont même «allergiques» à ce mot – mais de pratiquer n'importe quelle forme d'activité physique que vous aimez. La danse et le yoga font manifestement également du bien au corps. Voici tous les avantages dont vous bénéficierez :

- la fonte des graisses dans vos muscles ;
- la protection de votre cœur ;
- un apport en oxygène ;
- une ossature plus stable ;
- un métabolisme actif ;
- une meilleure valeur des lipides sanguins ;
- un système immunitaire renforcé ;
- une activation des cellules grises ;
- plus de résistance au stress ;
- une meilleure humeur.

Pourquoi les mitochondries adorent les sports d'endurance ?

Nos mitochondries ont vécu avec nous depuis des millions d'années. Elles nous ont accompagnés dès le début de notre existence humaine et ont représenté six kilogrammes du poids de l'homme de Néandertal, ainsi que de l'Homo sapiens – plus svelte et certainement plus vif d'esprit. Elles nous ont donné l'énergie pour lutter contre le tigre à dents de sabre, survivre à la période glacière et surmonter bien d'autres vicissitudes de l'histoire de notre humanité. Et pendant tout ce temps, les humains étaient perpétuellement en mouvement. Cela explique pourquoi **les mitochondries ne peuvent pas s'habituer en si peu de temps à une vie sédentaire, sur une chaise ou devant la télé, elles ont besoin d'exercice et d'un effort physique modéré pour rester en bonne santé.** Vous aidez ainsi votre corps par un remède ancestral et naturel, grâce auquel vous augmentez vos performances ; il n'existe pas de moyen plus efficace.

Accroître le nombre de mitochondries

Il est avéré que les sports d'endurance augmentent non seulement le nombre de mitochondries dans les cellules musculaires, mais également leur performance ! Ainsi démarre une spirale positive : plus on dispose de ces petites centrales d'énergie pour produire de l'énergie, plus elles sont efficaces pour brûler les graisses. Parallèlement à la dépense calorique, la capacité d'absorption d'oxygène s'accroît d'environ 20 pour cent. Au fond c'est une réaction en chaîne facilement traçable qui vous fait maigrir « automatiquement ».

– Une chose est sûre, quand on a plus de muscles, le besoin énergétique est plus grand, car chaque demi-kilo de masse musculaire nécessite quotidiennement 35 à 45 calories rien que pour son propre métabolisme – cela s'additionne et active ainsi la combustion des graisses.

– À votre plus grande surprise : **le corps brûle davantage de graisses quand la sollicitation est faible ! Lorsque vous marchez tranquillement pendant un moment, il va chercher son besoin en graisses parmi les acides gras libres.** Plus il est sollicité, moins les graisses sont utilisées pour la production d'énergie d'urgence. Ainsi, lorsque vous pratiquez un sport de compétition intense, votre corps va ignorer la graisse, il ira chercher du glucose dans les réserves de glycogène de vos muscles. Vous aurez plus rapidement de l'énergie à votre disposition, mais vous ne brûlerez pas de graisses, car la récupération énergétique depuis la graisse est plus complexe et prend davantage de temps.

– **Manger moins et bouger plus : l'équipe imbattable pour mincir.** Si vous voulez réduire votre masse graisseuse, le bilan énergétique est déterminant pour que votre corps s'attaque aux réserves de graisse. S'il est négatif vous perdrez des kilos : en brûlant plus de calories que vous n'en absorbez, votre corps se sert dans les réserves et diminue les graisses. Et ceci pas uniquement après une demi-heure d'exercice ; pour produire de l'énergie, notre corps brûle en permanence des hydrates de carbone et des graisses – ce sont simplement les proportions qui changent.

– Ce que beaucoup de gens ignorent : il existe un effet secondaire. Lorsque vous avez enlevé vos chaussures de sport, le métabolisme énergétique continue à fonctionner à fond pendant un bon moment encore. Il se charge de la combustion des calories et de la mise à disposition de nouveaux phosphates riches en énergie et contribue pratiquement à votre amaigrissement lorsque vous êtes à nouveau installé dans le canapé.

Un cœur en meilleure santé

Les sports d'endurance agissent comme un traitement préventif sans ordonnance et sans effets secondaires contre les problèmes cardiaques. Les recherches ont montré que même peu d'activité physique réduit de beaucoup les risques d'infarctus. Pourquoi ?

– **Le sport améliore la circulation sanguine,** chaque cellule de l'organisme est mieux approvisionnée en oxygène – surtout le muscle cardiaque et les mitochondries.

– Une meilleure irrigation sanguine prévient l'artériosclérose.

- L'entraînement d'endurance rééquilibre la tension artérielle : l'hypertension baisse et vice versa.
- La fréquence cardiaque s'accélère quand on bouge, c'est primordial pour pouvoir effectuer rapidement un effort physique.
- **L'intensification du flux sanguin produit une augmentation du nombre de globules rouges et des capacités cérébrales.** Nos facultés de concentration, de réaction et de compréhension s'accélèrent, car les cellules du cerveau ont surtout besoin d'oxygène – fourni par une bonne circulation sanguine – pour être au top de leur efficacité.
- Ce que vous accomplissez avec vos jambes a des effets positifs sur votre tête ! **Quand la forme physique s'améliore, l'esprit suit.** Plus notre corps est entraîné, plus le cœur peut s'économiser, puisque la bonne condition physique et la capacité que vous développez protègent votre muscle cardiaque et réduisent considérablement l'éventualité d'un incident.

L'entraînement régulier fait des miracles

Il est inutile de partir à la découverte de beaux paysages seulement occasionnellement, ou de faire un tour de vélo une fois au printemps ou à l'automne. Seul l'entraînement régulier produit un effet bénéfique sur votre corps.
- **L'activité physique régulière augmente le volume pulmonaire : la fonction des poumons s'améliore et votre organisme peut traiter une plus grande quantité d'oxygène.**
- Le mouvement active le métabolisme osseux et développe l'ossature. Un meilleur apport en minéraux rend cette

dernière plus souple et plus résistante. Ainsi, **la pratique régulière d'un sport permet de lutter contre un vieillissement précoce et protège également contre l'ostéoporose.**

– Cela permet également d'optimiser le taux de lipides sanguins : les recherches montrent que l'entraînement cardio-vasculaire influence positivement leur concentration dans le sang.

– **La marche rapide fait baisser le taux des triglycérides et aide à contrôler le HDL, le LDL, et le niveau de cholestérol dans votre sang.** Le mauvais cholestérol LDL diminue et le bon cholestérol HDL augmente. Une alimentation saine avec un apport en bonnes graisses est évidemment primordiale.

? Le sport et votre système immunitaire

Vous pouvez doper votre système immunitaire grâce au sport. Si vous bougez régulièrement, le nombre et l'activité des cellules tueuses combattant les virus et les cellules tumorales augmente. De surcroît, la vivacité des marcophages (cellules mangeuses de bactéries) s'accroît ; la formation de globules blancs (lymphocytes) est réamorcée et la production d'anticorps (immunoglobuline A) stimulée.

Voici une bonne nouvelle pour tous ceux qui souffrent (trop) souvent d'un rhume : l'activité physique permet à votre corps de mieux réguler sa température et donc de s'endurcir.

4- Réduire le stress par la relaxation

Le stress est le pire voleur d'énergie. Comme vous l'avez certainement déjà lu, il était très utile autrefois, il permettait aux hommes préhistoriques de réagir immédiatement

en cas de danger (*fight* or *flight* : le combat ou la fuite). La vue
d'un ennemi ou d'un prédateur déclenchait un pic d'énergie
instantané : les hormones de stress étaient secrétées, le pouls,
la tension, le taux de sucre et de graisse augmentaient, la
tension musculaire croissait rapidement et le corps tout entier
était prêt à se défendre ou à détaler en quelques secondes. Et
comme le combat ou la fuite étaient extrêmement fatigants, le
corps se défoulait de son stress et revenait rapidement à son
état normal.

**Aujourd'hui, les situations de stress ne nous font
plus bouger ou nous dépenser de la sorte. Pendant que
notre corps est «à fond», la raison et la bonne éduca-
tion appuient sur le frein et la tension augmente ainsi
de plus en plus.**

L'apparition subite d'un ennemi réel ou imaginaire est
encore aujourd'hui un facteur de stress, peu importe la forme
qu'il prenne : une montagne de travail, notre patron, la pression professionnelle, les réunions quotidiennes, etc. Tout ceci
déclenche notre cinéma cérébral : nos pensées tournent en
rond et nous imaginons des scénarios catastrophe qui peuvent
causer le même stress qu'un «ennemi» existant, ou comme
jadis un tigre à dents de sabre.

Le stress – un problème à part entière

Bien que la science nous vienne souvent en aide, il lui
arrive de se fourvoyer dans ses découvertes, notamment en ce
qui concerne le stress. Car ce n'est pas un choc et ses conséquences (la tension artérielle ou le rythme cardiaque accélérés) qui sont à l'origine d'un état de stress permanent. Ce qui
est pesant c'est de ne pas pouvoir s'en débarrasser, de tomber
dans une réalité intérieure que l'on peut qualifier de spirale
de pensée négative. Vous voyez ce que je veux dire ? Prenons
comme exemple la météo : que faisons-nous lorsque le temps

est maussade ? Nous râlons et nous nous plaignons. À quoi ça sert ? À rien. C'est la même chose avec les contraintes que l'on nous impose. Nous connaissons tous cette spirale de pensée négative : « Je dois absolument faire ça aujourd'hui, peu importe ce qui arrive… Je suis obligé de le faire tout de suite… Je ne supporte plus ce rythme et cette agitation… J'en ai marre de mon boulot, de ma famille, de mon quotidien… »

Ces pensées nous mettent une pression énorme – et cela crée du stress. Ce ne sont donc pas les contraintes qui nous stressent, mais notre manière de les gérer.

Gérer activement son stress

Vous le savez bien : quand on consulte tranquillement la météo, on choisit ses vêtements en fonction et on fait attention à ce que la pluie, le vent et le froid ne viennent pas gâcher notre bonne humeur. De la même manière que nous pouvons apprendre à gérer notre rapport au mauvais temps, nous sommes capables de le faire face aux déclencheurs de stress. **Il est très important d'y consacrer du temps et de garder le contrôle, car au final c'est nous qui décidons de la façon dont nous vivons un événement** : soit nous nous laissons dépasser et il devient incontrôlable, donc stressant, soit nous le gérons autrement.

Le stress oxydatif

Mais comment le stress – par exemple au sein du couple – peut-il endommager les petites mitochondries dans les cellules de notre corps ? Pour le comprendre nous devons faire appel à nos connaissances sur la respiration cellulaire : elle exige la présence d'oxygène dans les cellules et les mitochondries. Afin de pouvoir l'exploiter pour produire de l'énergie, la mitochondrie doit en quelque sorte le « pousser », l'activer ou, comme diraient les biochimistes, le rendre

* * *

...

réactif. On appelle ces substances particulièrement réactives les «radicaux» (radicaux superoxydes, peroxydes et hydroxyles). Lorsqu'on est en présence d'un grand nombre de radicaux – et en même temps de trop peu d'antioxydants – les radicaux libres font beaucoup de dégâts: ils détruisent les informations génétiques, les protéines, les enzymes et les membranes cellulaires. Pour cela, il leur suffit simplement d'amarrer ces structures cellulaires. D'un point de vie chimique, chaque réaction avec l'oxygène est une oxydation; on peut dire que les cellules sont constamment soumises au stress oxydatif. Quel est le rapport avec vos problèmes immédiats? Lorsque vous êtes stressé par votre partenaire, la totalité du programme anti-stress se met en route et les mitochondries en panique produisent de plus en plus d'énergie et absorbent de plus en plus d'oxygène et de glucose. Et un taux d'oxygène élevé produit également une augmentation du nombre de radicaux d'oxygène.

Contrer le stress en toute conscience

Nous, les humains d'aujourd'hui, ne sommes plus confrontés aux prédateurs et aux ennemis armés jusqu'aux dents. Les choses qui nous attaquent sont bien plus subtiles, des évènements plus «normaux» comme la météo ou les collègues de bureau…

Nous pouvons apprendre à gérer ces facteurs de stress modernes. Soyez intelligent, utilisez votre cerveau – et à la prochaine occasion, essayez le schéma suivant.

Lorsque vous vous apercevez que vos pensées produisent une tension, changez de position. Levez-vous par exemple ou retournez votre siège de bureau. Le mieux, c'est de faire quelques pas. Puis prenez une profonde respiration et descendez mentalement d'un cran. **Dites-vous : «Une chose après l'autre. Je peux le faire, et je reste calme.»**

Ce genre de soliloque positif peut être très utile dans la gestion du stress. Entraînez-vous à ces réactions simples et répétez surtout la phrase : « Je peux le faire et je reste calme », jusqu'à ce que vous y croyiez. Vous avez bien réussi à maîtriser votre vie jusqu'à présent ! Profitez de votre expérience, c'est un trésor. **La gestion du stress commence par la remise en question des pensées déclencheurs de tension : vous les corrigez, vous vous calmez intérieurement et vous vous reconstruirez mentalement.**

Ne rien faire par moments, est-ce permis ?

Dans notre société il existe de nombreuses lois non écrites. L'une d'entre elles, dont l'effet est très négatif, est l'injonction de performance continuelle. Toujours, toute la journée et à toute heure, on doit être en mouvement et utile à quelque chose. L'inactivité est considérée comme immorale. Vous connaissez cette culpabilité de ne rien faire ? Ou faites-vous partie des rares exceptions capables d'utiliser les pauses, les temps d'attente et de conduite pour vous reposer ? Est-ce que vous y arrivez encore ou prenez-vous tout de suite votre portable pour vous sentir important, utile et actif ?

Ces temps d'inactivité sont en réalité vos meilleurs alliés pour déstresser en pleine conscience : corrigez vos pensées, car pendant ces moments « interstices », vous avez la possibilité de recharger votre batterie.

La pression des « autres »

On a découvert que les personnes exerçant, pendant dix ou douze heures, une activité vraiment plaisante et immédiatement gratifiante ne se sentaient pas stressées, même face à un volume de travail énorme. Pour quelle raison ?

Depuis peu, on parle de « température ressentie » ou de « temps ressenti ». Apparemment, il existe aussi un « stress ressenti », à savoir une perception purement subjective qui s'enclenche souvent lorsque nous sommes contraints à quelque chose que nous n'avons pas envie de faire. **Quand vous** n'êtes pas maître de vos décisions, de ce qui est important dans votre vie et de ce qu'il est nécessaire de faire ou pas – votre volonté individuelle est conditionnée de l'extérieur.

Un petit test à Noël : si c'est une fête qui compte pour vous et que vous avez envie de célébrer à tout prix, vous ne serez certainement pas aussi stressé(e) que votre voisine qui rejette Noël, mais qui cuisine, fait des gâteaux, des décorations, des courses et des cadeaux, uniquement parce que son mari le lui demande.

Nous savons aujourd'hui que le stress vient de la perte de contrôle : ainsi, lorsque vous êtes face à des tâches que vous considérez comme des obligations imposées par autrui, vous êtes toujours soumis à une pression plus grande déclenchant du stress. Bon à savoir : la manière dont vous gérez une situation dépend de votre évaluation personnelle et du jugement que vous portez sur vos capacités.

Le piège du stress dans la tête

Au plus tard lorsque vous sentez monter le stress en vous – ou de préférence dans un moment calme – posez-vous les questions suivantes pour savoir à quel point vous êtes auto-déterminé à agir :

- pourrais-je déléguer mon travail ? ;
- suis-je trop exigeant(e) avec moi-même ? ;
- suis-je en mesure de descendre émotionnellement d'un cran ? ;
- pourrais-je aménager un peu de temps entre les différents rendez-vous pour ne pas être obligé(e) de courir ? ;
- ne serait-ce pas une bonne idée d'apprendre à faire la différence entre ce qui est vraiment important et ce que je peux repousser à plus tard, lorsque je serai au calme ? ;
- que pourrais-je faire – sans négliger mon travail – afin d'être en forme pour la prochaine tâche ?

Surmonter le stress par la relaxation

Ne rien faire et rester allongé sur le canapé ne résout pas le problème, alors qu'une activité réduite, juste un peu fatigante, fait diminuer la tension présente dans le corps et l'esprit. Le sport de compétition n'est pas approprié, il produit du stress négatif.

La marche, la natation, le vélo ou le jogging sont des sports «doux», adaptés au niveau des performances individuelles. **L'entraînement physique régulier est le meilleur moyen pour lutter contre les facteurs de stress néfastes, car en bougeant on réduit de la manière la plus naturelle l'adrénaline et les hormones de stress...**

La relaxation est l'autre élément dont nous avons grandement besoin pour ménager notre santé. Il en existe deux sortes: l'active et la passive. La dernière, qui consiste par exemple à s'affaler devant la télé en subissant les images, n'est pas vraiment recommandée pour réduire son stress. Les méthodes actives pour lui faire face sont entre autres le yoga, la relaxation musculaire progressive de Jacobson, le training autogène, le Tai Chi ou le Qi Gong.

Choisissez la méthode qui vous apaise et vous aide à vous ressourcer selon vos préférences. Souvent le simple fait de vous isoler un peu pendant la journée peut vous aider à mieux respirer. Prenez cinq minutes, que ce soit au bureau ou dans le train sur le chemin de votre prochain rendez-vous, et écoutez une musique qui vous fait du bien, respirez profondément en regardant la nature, rêvez les yeux fermés, pensez à de belles choses, aux vacances, à des gens que vous aimez ou des souvenirs positifs. Les différentes techniques de relaxation s'apprennent, elles vous donnent une force durable et une stabilité intérieure.

Le yoga – la détente pour tous

Cette technique orientale est très répandue de nos jours et praticable dans plein de situations de vie. Il existe du yoga à pratiquer au bureau, du yoga pour les femmes enceintes, les enfants ou les seniors et, selon l'âge et le niveau, les différents exercices s'adaptent à vos besoins personnels. Une fois que vous maîtrisez les postures, vous avez la merveilleuse possibilité de vous relaxer à la fois physiquement et psychiquement.

La relaxation progressive selon Jacobson

Cette technique de détente consiste à contracter plusieurs groupes de muscles et de les relâcher ensuite, pour le formuler simplement. Une méthode particulièrement appréciée par les enfants, car il ne s'agit pas uniquement de « rester tranquille » pour s'apaiser, on a également le droit de mettre son corps sous tension.

Le training autogène

Cela nécessite un peu d'entraînement, mais cela en vaut la peine. Vous atteignez un niveau de relaxation profond, en entrant « en contact » avec vous-même. Votre corps apprend de plus en plus à se calmer sur commande, au moment où vous en avez besoin. Pour pratiquer ce que l'on appelle l'« autosuggestion » : on répète pendant un certain temps des pensées ou des phrases pré-formulées comme « Mes bras sont très lourds », jusqu'à ce qu'elles soient bien ancrées dans l'inconscient.

Le Tai Chi et le Qi Gong

Le Tai Chi est une forme de « boxe avec l'ombre » et prévient les blocages de l'énergie vitale. Il augmente la capacité de concentration, procure un calme intérieur et une stabilité psychique ; par ailleurs une pratique régulière renforce les muscles et augmente la souplesse.

Le Qi Gong met avant tout l'accent sur l'entraînement de la concentration et la conscience ; l'énergie utilisée est éliminée par des mouvements lents pour faire place à une nouvelle énergie. Le corps se détend et s'apaise.

La méditation – une aide dans plein de situations de vie

Toutes les thérapies corporelles, y compris les voyages imaginaires, sont parfaitement adaptées pour nous aider en cas de stress, mais selon mon expérience **la méditation est le meilleur moyen pour déstresser et retrouver son équilibre intérieur.**

Le chemin royal pour calmer l'agitation intérieure

La méditation correspond essentiellement à l'art du lâcher prise. Ce n'est pas toujours facile, car l'être humain est inévitablement tourmenté à l'arrivée d'un changement. Et l'agitation intérieure conduit tout naturellement à la tension physique et psychique, forçant les mitochondries à travailler davantage. Notre stress prend de l'ampleur si cet état s'installe dans la durée ; la seule solution pour ne pas ouvrir la porte à l'épuisement, au burn-out ou à la dépression est d'agir par des mesures fortes.

Pourquoi l'attention a tant d'importance

Par la méditation, nous développons notre attention, notre pleine conscience. **Méditer veut dire apprendre à**

aiguiser notre perception de nous-mêmes et c'est un véritable bastion contre le stress. Pourquoi ? parce que cela nous emmène à une nouvelle prise de conscience : au lieu de percevoir le quotidien comme ennuyeux – se lever tous les jours et travailler, vivre avec la même femme, le même homme, la routine, les conventions dans la communication –, la pleine conscience nous apprend à ressentir à nouveau ce qui se passe réellement. **On se rend compte que chaque journée offre un millier de nouveautés !** Ainsi, notre existence redevient précieuse et quand on a une vie remplie, on ne s'ennuie pas et on n'a pas besoin d'aventures, ni de stress. L'alcool, les drogues, les liaisons extra-conjugales, la prospérité démesurée et le pouvoir – tout ceci perd son attrait. En échange, les personnes agissant en pleine conscience avec eux-mêmes et avec les autres reçoivent en retour une vraie et authentique reconnaissance. Le succès, la force intérieure et les bonnes relations naissent dans le calme. Nous sommes centrés et à même de vivre dans la satisfaction de nos besoins réels.

La méditation peut-elle rendre dépressif ?

Les patients me racontent souvent avoir entendu que la méditation pouvait provoquer des sentiments négatifs et même mener à la dépression.

Dans ce cas, j'explique toujours les circonstances plus profondes : la colère, la peur et le désespoir ne naissent pas par la méditation, ils sont déjà là. Mais comme elle nous rend plus attentifs, ces sentiments négatifs pénètrent plus profondément dans notre conscient, ce qui est une bonne chose, car cela nous permet de mieux les gérer. C'est un processus très important pour notre santé : **si nous ne nous confrontons pas à nos sentiments négatifs, nous finissons par tomber malades.** Toute la négativité que la méditation peut faire remonter en nous existe pour une raison : elle ouvre une porte pour nous permettre d'apprendre.

Chaque personne entamant ce voyage finit par comprendre l'intérêt des émotions négatives, au même titre que les positives. **L'être humain apprend plus intensément par le biais des expériences négatives: on en a même besoin pour développer le courage et la force d'entamer un nouveau chemin.**

Le négatif fait partie de la vie. Les drames vont et viennent et quand on reconnaît ces hauts et bas, on a de bonnes chances d'en tirer un bénéfice. Les tragédies grecques et les spectacles religieux reprennent la sagesse profonde de ce mécanisme intérieur; ils entraînent les spectateurs au cœur des déboires existentiels de leurs héros pour leur transmettre la confiance et la force de perdurer dans la vie.

À propos des douleurs

Notre corps est habitué aux douleurs depuis la tendre enfance, néanmoins elles provoquent une tension permanente des cellules et donc un stress oxydatif jusque dans les mitochondries. Lorsque vous ressentez une douleur en relaxation profonde pendant la méditation, vous voyez que votre corps essaye de «transformer» ce ressenti, au grand soulagement des mitochondries.

Trouvez vos sujets!

Aujourd'hui en psychologie, on essaie d'aborder le stress d'une manière différente: on donne une autre valeur aux choses négatives pour en changer la perception dès le début. On ne parle par exemple plus de «problèmes», mais plutôt de «sujets», comme une enfance difficile, la relation avec le partenaire, la maladie existante, etc. Il est intéressant de voir que le mot «problème» déclenche une réaction tout autre que le mot «sujet». Je travaille beaucoup en dialoguant avec mes patients et rien qu'en verbalisant ces «sujets», ils en ont une nouvelle approche – ce changement de regard sur la problématique est le début du travail sur soi.

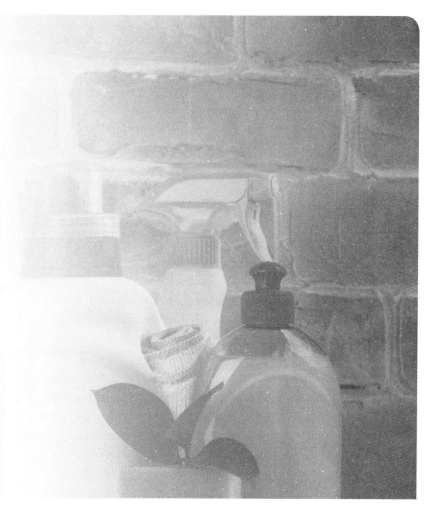

3ᴱ Partie
Ce qui endommage les mitochondries

Certaines nuits d'été, nous apercevons la voie lactée et il est presque impossible de ne pas éprouver un profond étonnement devant la splendeur des étoiles. Vous êtes-vous déjà posé la question de leur nombre dans notre galaxie?

Les astronomes ont fait le calcul et sont tombés sur la somme vertigineuse de plusieurs milliards. Imaginer que notre corps est composé de presque dix fois plus de milliards de cellules, abritant à leur tour 1 500 à 6 500 milliards de mitochondries et plus, cela dépasse notre entendement. Dans le fond, c'est rassurant de posséder un tel escadron de centrales d'énergie dans les cellules et de savoir qu'elles produisent de l'énergie de manière constante et fiable. Il est également réconfortant de se rappeler qu'il en faut beaucoup pour que ces cellules et mitochondries ne puissent plus travailler correctement.

Nos cellules ne possédant pas de système d'alarme qui sonnerait pour nous avertir que nos mitochondries sont en danger, nous remarquons les dégâts dont sont victimes nos fournisseurs d'énergie uniquement au moment où nous nous sentons mal d'une façon ou d'une autre. Après avoir consulté un médecin, nous sommes surpris lorsque le premier diagnostic est l'allergie ou l'«intoxication».

Vous avez sûrement déjà lu ou entendu que certaines de nos pathologies sont aujourd'hui appelées «maladies de prospérité», non sans connotation péjorative, ce qui est un peu consternant tant la prospérité nous paraît un objectif louable. Pourquoi ces pathologies nous rendraient-elles alors malade? La réponse est toujours la même: notre corps s'est développé en suivant l'évolution et il n'est pas fait pour la vie moderne.

Cela correspond malheureusement à la vérité et ce sujet nous préoccupera ici et davantage encore dans le chapitre « De l'aide par l'alimentation ». Je voudrais à présent aborder un facteur majeur néfaste pour notre corps : la pollution grandissante.

Notre corps et nos mitochondries – ainsi que les cellules et l'ensemble des organites cellulaires – se sont adaptés à notre environnement. Notre esprit et nos émotions réagissent à tout ce qui les entoure. Vous pouvez vous rendre compte de ces processus lorsque vous êtes dans la nature par une belle journée. Au bord d'un magnifique lac ou de l'Océan, ou en caressant du regard un paysage avec ses chaînes de montagnes boisées à la douceur du crépuscule, cette pensée poétique nous vient : « Mon cœur s'ouvre. »

Il est prouvé que dans la nature le stress diminue, notamment parce que nous bougeons différemment en arpentant un sentier forestier au calme, qu'à la gare centrale à 7 heures du matin sur le chemin du travail. **Loin de l'agitation du quotidien, on respire plus profondément et l'organisme entier s'apaise. Pour la totalité des cellules, et donc aussi pour les mitochondries, cela veut dire qu'elles peuvent également travailler plus sereinement et plus rigoureusement.**

Bien que ces faits soient reconnus par les chercheurs et que nous les ressentons intuitivement, l'humanité a créé depuis la fin de la Seconde Guerre mondiale un environnement de plus en plus « artificiel » qui, façonné par l'industrie, l'automobile et les avions, produit constamment une quantité de substances chimiques. L'agriculture conventionnelle travaille en priorité avec des engrais et des pesticides inorganiques, donc sur des bases chimiques. Et la chimie ne s'arrête pas à la porte de la maison : quel ménage vit de nos jours sans détergents, sans produits cosmétiques et sans médias électroniques ? Toutes ces influences ont une profonde incidence sur le fonctionnement du corps, elles perturbent le déroulement naturel et altèrent la situation des cellules, au point où les mitochondries s'en trouvent également affaiblies.

1- L'oxyde nitrique

Un soir de décembre 1998, trois hommes très élégamment vêtus faisaient leur entrée au château de Stockholm pour dîner avec le roi Charles Gustave, la reine Silvia et d'autres membres de la famille Bernadotte. On pourrait longtemps spéculer sur les sujets de conversation de cette rencontre, mais les trois hommes avaient très certainement un grand nombre de choses à se dire au sujet de leur travail : quelques jours plus tôt, les Américains Robert F. Furchgott, Louis J. Ignarro et Ferid Murad avaient reçu le prix Nobel de médecine. Espérons qu'ils aient bien profité de leur séjour dans la capitale suédoise, d'autant plus qu'ils avaient consacré une grande partie de leur vie à mener des recherches sur « l'oxyde nitrique comme molécule de signalisation dans le système cardio-vasculaire ». Pendant leurs longues heures passées au laboratoire, **ils ont prouvé que dans les mitochondries, au moment de la production d'ATP** (voir pages 42 et suivantes), **un gaz, l'oxyde nitrique (NO) jouait un rôle clé.** Il relève du miracle de la recherche moderne qu'on ait pu « appréhender » ce gaz, car il n'apparaît que pendant environ dix secondes !

Ami ou ennemi ?

Curieux, on s'apprêta alors à étudier le rôle de l'oxyde nitrique dans nos cellules et ce que découvrirent les chercheurs est déroutant. **L'oxyde nitrique** est en quelque sorte le chef d'orchestre du travail cellulaire. En silence et avec précision il **donne les impulsions pour le métabolisme cellulaire : il fait en sorte que la troupe de substances vitales dans le cytoplasme, régulièrement approvisionné par le sang, soit reconnue pièce par pièce et que chaque élément arrive à bon port.**

— Il cadence la fabrication et le transport des composantes d'albumine pour le renouvellement cellulaire et surtout, il agit sur la chaîne respiratoire mitochondriale (voir pages 46 et suivantes), en activant ou en réduisant l'oxygène dont les mitochondries ont besoin pour produire de l'énergie.

Nous pouvons, une fois de plus, nous étonner de tout ce qui se déroule secrètement dans notre corps.

Mais, comme dans la vie, à l'extérieur, nos cellules subissent aussi la concurrence. Il y a un deuxième fabricant d'oxyde nitrique dans notre corps : ce sont les éléments constitutifs de notre système immunitaire, les macrophages ou «gros mangeurs», spécialisés dans la neutralisation d'agents pathogènes infiltrés. Tant qu'ils produisent de l'oxyde nitrique uniquement dans le but de «lutter» contre les bactéries, la quantité globale d'azote dans notre corps reste en équilibre. Mais visiblement les macrophages ont un problème pour différencier les bactéries des agents toxiques provenant de l'environnement. **Si le mélange de ces agents avec d'autres produits chimiques ou de médicaments dans le sang devient trop élevé, les macrophages enclenchent une énorme production d'azote.** Suite à quoi, notre corps se met dans un état d'agitation très spécial que les médecins ont appelé le «stress nitrosatif» – *nitrogenium* est le terme latin pour azote – et **qui dérègle complètement, non seulement notre équipe d'organites cellulaires, mais surtout nos mitochondries.**

Les stress nitrosatif

Remémorez-vous l'image de notre cellule sur le principe d'une pataugeoire, remplie de cytoplasme dans lequel le noyau et les organites cellulaires (l'appareil Golgi, le réticulum endoplasmique, etc.) travaillent avec acharnement. Imaginez ensuite que l'azote ait la forme de petits canards en plastique jaunes qui arrivent peu à peu et de plus en plus nombreux dans la cellule.

Dès que le nombre de « canards d'azote » dépasse une certaine quantité, la cellule se met en état de stress et change le métabolisme. Cela se déroule ainsi : elle passe du métabolisme de l'oxygène à une fermentation véritablement « antédiluvienne » de cellules primordiales (voir page 34). **À la place des unités de sucre, grâce auxquelles les mitochondries peuvent produire de l'énergie en quantité suffisante, c'est du lactate qui est fabriqué. Il n'est guère utilisable pour les mitochondries et par conséquent leur production énergétique baisse.**

Dans le pire des cas, lorsque la pollution par l'azote augmente à tel point que la pataugeoire cellulaire est remplie de petits canards en plastique jaune, la chaîne respiratoire bloque complètement. Et dans ce cas, on peut parler de catastrophe, car les dommages causés aux mitochondries sont irréparables. Ensuite, soit la formation de nouvelles mitochondries s'arrête, soit les mitochondries endommagées se reproduisent. Lorsqu'une femme est enceinte et que ses mitochondries sont malades, elle les transmet à son enfant.

En résumé, on peut dire que **les métaux lourds et d'autres agents toxiques de l'environnement endommagent directement les mitochondries : ils bloquent la chaîne respiratoire jusqu'à la mort prématurée et non planifiée de toute la cellule** (nécrose).

2- La nicotine

Tout le monde connaît en partie les toxines logeant dans notre organisme, comme les bateaux d'une flotte ennemie. Nous savons que les détergents et les produits de nettoyage contiennent des agents chimiques. Nous connaissons certains additifs alimentaires comme le sel de fonte, les exhausteurs de goût, les épaississants et les gélifiants, et nous avons conscience que les médicaments que nous prenons renferment des principes actifs aux effets secondaires. **Ils font tous partie d'une armée de polluants toxiques et de toxines dont nous sommes quotidiennement bombardés.**

La nicotine en est une, elle est connue par tous et nous avons conscience des dégâts qu'elle provoque. Lorsqu'on regarde des films des années 1970 ou 1980, on est étonné de l'évidence avec laquelle on fumait autrefois. La clope, accrochée nonchalamment au coin de la bouche, était presque un synonyme de «coolitude» ultime. Actuellement, il est choquant de lire qu'en Allemagne, même après 1999, d'après les publications de l'office statistique fédéral, 145 milliards de cigarettes par an ont été vendues – et naturellement fumées! En 2014 en revanche, il n'y en avait «plus que» 7,5 milliards. Ces données sont toujours alarmantes, car **la consommation de tabac est, parmi tous les facteurs de risques de maladies chroniques et mortelles, le seul qui soit évitable.** Ce n'est pas un secret: en dehors de plusieurs formes de cancer, comme celui des poumons, le tabac déclenche avant tout des maladies cardio-vasculaires.

La consommation de tabac et ses conséquences

La nicotine est une neurotoxine: lorsqu'on respire – activement ou passivement – la fumée de cigarette, la nicotine atteint en quelques secondes les voies nerveuses et encourage les substances messagères (neurotransmetteurs) dans le cerveau à une amélioration de l'humeur. Ainsi, on se sent tout de suite mieux quand on fume! Toutefois, l'effet ne dure que très peu de temps. Dès que la tension et l'agitation reviennent, on a besoin d'une nouvelle cigarette et nous voilà en plein cercle vicieux.

La nicotine produit un sentiment de satiété et beaucoup de gens pensent qu'ils peuvent mieux se concentrer avec une cigarette à la main. Les scientifiques ne sont pas de cet avis. Souvenez-vous de votre première cigarette : comme la plupart des débutants, vous avez probablement toussé. **Peut-être avez-vous eu une sensation de vertige – car celui qui fume freine sa respiration. Et si l'oxygène se fait rare, il manque aux mitochondries la base la plus importante pour pouvoir faire fonctionner la chaîne respiratoire.** De surcroît, le corps entier se met en alerte : les vaisseaux sanguins se rétractent, la tension et la fréquence cardiaque augmentent. L'estomac et les intestins s'activent particulièrement, tout le métabolisme est stimulé. La nicotine, avec un maximum autorisé d'un milligramme par cigarette est en fait mauvaise pour la santé, mais pas non plus dangereuse. Ce qui est bien plus dangereux, ce sont les autres ingrédients (plus de 4 000 !) de ces tubes blancs à l'allure si inoffensive. Parmi eux on compte le dioxyde de soufre, l'oxyde d'azote, le benzène, le formaldéhyde, l'ammoniaque – un mélange que personne n'absorberait de manière volontaire, car il contient avec le formaldéhyde au moins une substance pouvant être cancérigène.

Aidez-vous vous-même !

Si vous êtes fumeur, j'ai une bonne nouvelle pour vous : **si vous arrêtez au cours de cette année, le risque de contracter un cancer du poumon baisse manifestement grâce au renouvellement cellulaire et aux forces d'auto-guérison !** De plus vous sentirez disparaître le mauvais goût dans la bouche et vous retrouverez un meilleur odorat. Vous serez moins essoufflé en montant les escaliers et même la coriace toux du fumeur finira par cesser. L'amélioration de votre état de santé deviendra visible : votre teint sera frais et les taches typiques des fumeurs sur vos doigts s'estomperont.

Voici comment le corps s'auto-guérit

Il y a une «échelle du mieux-être», internationalement reconnue après l'arrêt de la dernière cigarette :

- 20 minutes plus tard : le rythme cardiaque accéléré et la pression artérielle élevée commencent à se normaliser ;
- douze heures plus tard : le niveau de monoxyde de carbone dans votre sang redevient normal ;
- deux jours plus tard : vos papilles gustatives retrouvent leur fonction et votre odorat revient lentement ;
- deux semaines plus tard : votre corps bénéficie d'une meilleure circulation sanguine et la capacité de vos poumons augmente ;
- de un à neuf mois plus tard : la toux du fumeur et l'essoufflement s'estompent ; les muqueuses de vos voies respiratoires se sont régénérées de manière à pouvoir lutter davantage contre les agents pathogènes ;
- un an plus tard : le risque de cancer du poumon est réduit de moitié par rapport à un fumeur, ainsi que le risque de contracter une autre forme de cancer en rapport avec la consommation de tabac, comme celui de la vessie, de la gorge, du pancréas ou du col de l'utérus ;
- dix à quinze ans plus tard : le risque d'accident vasculaire cérébral est redescendu à un niveau normal, comparable à celui d'un non-fumeur ;
- quinze ans plus tard : vous avez réussi ! Les chances de contracter une maladie cardiaque coronarienne sont les mêmes que celles d'un non-fumeur.

3- Les métaux lourds (métaux toxiques)

Quel est le point commun entre Haina en République dominicaine, Ranipet en Inde, La Oroya au Pérou et Tchernobyl en Ukraine ? Ils sont tous sur la liste des dix endroits les plus pollués du monde. Elle est publiée tous les ans par le Blacksmith Institute de New York : que ce soit le recyclage des piles, les composés de chrome provenant des tanneries, les dépôts de plomb, de cuivre ou de zinc dans le sol par l'exploitation du minerai et la fonte ou, comme à Tchernobyl, l'accumulation de substances radioactives dans l'air et le sol – **ils sont tous des exemples marquants et inquiétants des dégâts que les métaux peuvent causer à l'environnement, à l'homme ou à la faune et la flore.**

Le terme «métaux lourds» fait spontanément penser à quelque chose d'«indigeste et volumineux» et on s'étonne qu'ils puissent arriver dans notre corps de manière inaperçue. Les métaux aussi classiques que le fer font aussi partie de cette catégorie de métaux nocifs; c'est un métal de transition toxique divalent et trivalent. Mais, on compte parmi les métaux lourds également les métaux hautement toxiques comme le mercure et le plomb, le plutonium radioactif, le zinc et l'étain, car ils ont une densité particulièrement élevée. Comment pénètrent-ils dans le corps? Les métaux sont des éléments naturellement présents sur Terre et ils ont tous une origine différente. Prenons ici comme exemple le fer: sa préforme est présente dans le magma ardent du noyau terrestre. Lorsqu'un volcan explose dans une région où il y a des rochers riches en oxygène, comme la jolie craie blanche de Rügen par exemple, certains processus, faisant le grand bonheur des chimistes, se mettent en place. Contentons-nous de comprendre que les composés de fer (dans la lave) forment un minéral (magnétite) au contact de l'oxygène (enfermé dans la craie). C'est à partir de ces minéraux, appelés également «minerai», que l'on fabrique – par extraction ou par fonte – le métal lourd que l'humanité utilise magistralement depuis à peu près le premier millénaire avant Jésus-Christ.

Dans la terre et les rochers, les métaux ne sont présents que par traces – le fer tenant le haut du pavé avec une proportion de cinq pour cent. **Ces oligo-éléments pénètrent notre organisme via le grand cycle de la vie: les plantes les absorbent en minuscules quantités avec l'eau et les autres nutriments, les stockent et les introduisent dans**

la chaîne alimentaire. Le fer est – au même titre que les autres métaux lourds tels que le chrome, le cobalt, le cuivre, le manganèse, le molybdène, l'acier nickelé, le vanadium, le zinc et l'étain – une composante importante de notre corps. Et le manque de fer conduit même à l'anémie et à d'autres maladies. Ainsi, **les métaux sont un cadeau de la part de la planète. Pourquoi sont-ils alors nocifs?**

«*Dosis sola venenum facit*», disaient déjà les pharmaciens et médecins de la Grèce antique, car ils avaient compris que la même substance pouvait à la fois guérir et tuer. «Seule la dose fait le poison»; **le problème avec les métaux lourds est le même qu'avec les pralinés. Lorsqu'on dépasse une certaine quantité, le corps ne peut plus les traiter,** c'est valable pour les graisses comme pour le fer. Les taux de présence de métaux lourds dans le corps humain sont préoccupants. Comment est-ce possible? Tout simplement: nous les mangeons, nous les respirons, nous nous lavons avec.

Je voudrais présenter ici en exemple uniquement trois **métaux lourds,** ainsi que l'aluminium, un métal léger mais qui produit les mêmes effets en endommageant également directement, et de différentes façons, nos mitochondries. D'une part, **ils «bouchent» la cellule et entravent le fonctionnement des mitochondries** et, d'autre part, ils déclenchent des réactions chimiques influant sur la chaîne respiratoire, en réduisant la qualité et la quantité de l'énergie produite.

Les métaux lourds cachés

Malheureusement les produits concernés ne sont pas encore marqués par un macaron signalant «Attention: les métaux lourds peuvent nuire à votre santé». Consultez simplement cette liste, vous serez surpris. On trouve des métaux lourds dans:

- les aliments contenant du soufre comme le fromage (parmesan);

...

...
- les crabes, le hareng, le poulet rôti, les œufs (les poulets sont nourris avec une alimentation à base de farine de poisson contenant du mercure);
- la fumée de cigarette;
- le chocolat (cadmium, acier nickelé);
- le poisson (mercure);
- les légumes;
- la viande (à cause d'une alimentation animale chargée en mercure et l'élevage sur des champs traités au fumier);
- les enrobages des comprimés (titane), les agents de contraste (gadolinium), les agents chimio-thérapeutiques (platine), les alliages d'or (palladium).

Le zinc

Vous ne connaissez probablement pas le zinc dans sa version solo, mais en tant que duo: l'alliage cuivre/zinc mieux connu sous le nom de laiton – ou la bande à pâte de zinc. Il est utilisé dans la fabrication de piles, dans l'industrie minière, la métallurgie et les pesticides. **Il représente un oligo-élément indispensable et essentiel pour votre corps, dont il a besoin pour maintenir le fonctionnement d'un certain nombre de cycles et processus:** la croissance pendant l'enfance, la régénération après les maladies et d'une manière générale pour le système immunitaire. Le manque de zinc se traduit par des ongles fragiles, un système immunitaire affaibli, de l'anémie et des troubles de croissance.

Mais les sels de zinc (par ex. le chlorure de zinc) en grande quantité provoquent extérieurement des brûlures chimiques et intérieurement des infections des organes digestifs. Et la conservation d'aliments dans des récipients en zinc peut nuire à la santé.

Le cadmium

C'est un métal lourd toxique que l'on retrouve naturellement dans les gisements de phosphate, il est utilisé par exemple pour produire de l'engrais. Et lorsque le phosphate est dispersé dans les champs, le cadmium fait également parti du voyage. Les sols concernés se trouvent avant tout en France, en Hollande et en Allemagne, mais aussi en Asie du Sud-Est, où ils représentent environ 50 % de la riziculture. Le cadmium absorbé en grandes quantités peut causer des lésions rénales et des dégâts graves aux nerfs, notamment dans un endroit de grande concentration nerveuse : le cerveau. Les conséquences d'une surdose de cadmium sont à long terme l'anémie, la sclérose artérielle, la tension, l'ostéoporose et même le cancer.

Important : le problème, ce ne sont pas forcément les aliments qui en contiennent beaucoup, mais plutôt ceux qui en renferment une petite quantité et qui sont consommés en grande quantité, comme les céréales, les légumes et les pommes de terre. L'organisme faible des petits enfants devant être protégé en priorité, les valeurs maximales autorisées dans les produits pour bébés et nourrissons ont été fixées entre 0,005 mg et 0,04 mg de cadmium/kg.

Le mercure

Il fut utilisé au Moyen Âge par exemple comme traitement contre la syphilis, fit grimper les thermomètres à l'aire « prédigitale » en cas de fièvre et servit à de multiples procédés de fabrication. On en imprégna les chapeaux en feutre et on avait du mal à comprendre pourquoi certains chapeliers devenaient « débiles » dans le vrai sens du terme : le mercure arrivait par la peau et les voies respiratoires dans le corps, traversait la barrière sang/cerveau et provoquait des dégâts cérébraux irréversibles.

Le mercure se trouve par exemple dans les vaccins (il aide à les conserver) et nous en absorbons par ailleurs à chaque bouchée avec le poisson, les fruits de mer, les produits laitiers, les œufs, la viande, les légumes, les céréales, les fruits et les champignons. Il est récupéré dans les mines et utilisé partout dans le monde pour un grand nombre de procédés techniques. Il est libéré sous forme de gaz pendant l'extraction du charbon et l'incinération des déchets, et se déplace ainsi de pays en pays au gré du vent. Lorsqu'il pleut, il se dépose sur les sols, puis il est absorbé en toute innocence par les arbres fruitiers, les céréales et les légumes. Les champignons sauvages sont particulièrement touchés! L'herbe et les fines herbes ne sont pas non plus épargnées par le mercure: il arrive, via la vache, dans le lait, où il se loge en toute tranquillité. Et le lait constitue la base des yaourts, du beurre et du fromage… Bien sûr, on le retrouve également dans la viande et la charcuterie. Une fois logé à l'intérieur d'un organisme, il y demeure comme un mauvais souvenir.

Le mercure est particulièrement bien traçable dans la mer. Une fois infiltré dans le plancton, il arrive dans le krill et, à partir de là, dans les petits poissons. Les grands prédateurs au sommet de la chaîne alimentaire (l'espadon, le thon, le cabillaud, les poissons blancs, le brochet) en sont plus chargés que les autres espèces.

On peut facilement imaginer à quel point les grands mammifères sont affectés! Si nous, les humains, n'étions pas des égoïstes aussi bornés, nous aurions découvert depuis longtemps que les baleines souffrent comme nous des pathologies caractéristiques provoquées par le mercure et d'autres métaux lourds. **Malheureusement, nous ne possédons pas de système d'alarme qui sonne dès que nous nous en approchons, et c'est la raison pour laquelle nous achetons sans crainte des ampoules économiques, des néons et des piles contenant tout ce métal lourd hautement toxique.** Le mercure est devenu tristement célèbre par les plombages dentaires au mercure, utilisés jusqu'à la fin du siècle dernier. Depuis longtemps, on a soupçonné l'amalgame d'être à l'origine de gingivites, de favoriser les allergies, les troubles de la tension et de la circulation, ainsi que la névrodermite, voire la stérilité et le cancer.

De nos jours, des études prouvent une corrélation entre l'amalgame et une liste de maladies graves dont l'Alzheimer, la maladie de Parkinson, la sclérose en plaques, les tumeurs, les douleurs chroniques, les migraines, la neuropathie, la névralgie, le spasme de la paupière, les tics du visage, la fibromyalgie, les troubles de la fonction rénale, le syndrome de fatigue chronique, les maladies cardio-vasculaires ainsi que de multiples sensibilités chimiques et l'intolérance à la pollution électromagnétique.

La chute capillaire est potentiellement un symptôme précoce, car la formation des cheveux dans les follicules pileux s'effectue par une synthèse vulnérable dont la qualité baisse en cas de présence de métaux lourds.

Dans les cas d'intoxication au mercure les personnes souffrent de fatigue, de maux de tête, gingivites, pertes de mémoire et de névrites. S'en suivent des consultations à n'en plus finir, sans que l'origine du problème ne soit découverte.

L'aluminium

Bien que l'aluminium ne soit pas un métal lourd et que nous l'ayons érigé au rang de métal de la «nouvelle légèreté», ses effets sur la santé sont comparables à ceux des métaux lourds. Il sert à l'élaboration de canettes et de papier d'emballage alimentaire – comme matériau dans la construction aéronautique et automobile, où il est presque devenu synonyme de modernité. Nous l'assimilons dès le matin par notre déodorant et nous l'ingérons avec les épices et le chocolat. Il est prouvé que – consommé en grandes quantités – il favorise le développement de la maladie d'Alzheimer et du cancer.

C'est dans le cerveau que l'aluminium cause les dégâts les plus significatifs. Pour que notre organe majeur ne soit pas si vulnérable, l'organisme a mis au point, entre autres, une protection : l'aluminium nécessite « l'aide » de l'acide citrique pour atteindre le cerveau. C'est un élément répandu, que l'on trouve non seulement dans le Coca, particulièrement frais et savoureux dans une canette en aluminium (où l'acide intègre au passage quelques composantes d'aluminium). Il est également présent dans beaucoup d'aliments fabriqués industriellement, comme le fromage ou la poudre à lever, ainsi que dans les médicaments contre la diarrhée et les remontées gastriques.

Évitez les sodas en canette et surtout les plats préparés qui contiennent du glutamate monosodique — communément appelé « glutamate ». En combinaison avec l'acide citrique, l'aluminium est pour ainsi dire « transféré » dans notre cerveau.

Le plomb

Malgré un certain scepticisme initial, dans les années 1980, l'essence sans plomb tétraéthyle s'est lentement imposée et, **même si nos carburants modernes sont estampillés « sans plomb », ils en contiennent des traces qui s'accumulent dans le corps et ont des répercussions sur les cellules nerveuses.** Le plomb est un métal lourd toxique, présent à environ 130 endroits sur Terre. Relativement mou et propice à la fonte ainsi qu'à la transformation, l'homme fabrique depuis l'Antiquité un grand nombre d'objets à partir de ce métal, comme par exemple des tuyaux ou des munitions.

Le plus toxique est la poussière de plomb : elle était présente à haute dose dans l'air avant l'arrivée de l'essence sans plomb. Ce métal étant toujours utilisé pour fabriquer des voitures, il subsiste encore aujourd'hui dans l'atmosphère, bien qu'en quantité et concentration réduites. Plus d'infos sur les émissions polluantes aux pages 96 et suivantes.

Depuis une période relativement récente, on utilise du plomb pour les couleurs modernes servant au tatouage. On les injecte dans la peau à l'aide d'une aiguille et leurs effets sur le long terme n'ont pas encore été étudiés. Ces couleurs, à l'inverse de celles que l'on trouve dans les cosmétiques, ne sont pas soumises à des réglementations spécifiques. Aux États-Unis, on vend même des vernis pour voitures hautement toxiques. **Nous savons aujourd'hui que le cadmium est stocké dans les reins et le plomb comme le mercure dans le cerveau.** Ces trois métaux lourds ont déjà été retrouvés dans des couleurs ; la suie (couleur noire) ou le mercure semblent être omniprésents surtout dans les couleurs en provenance de l'étranger. Ces toxines deviennent particulièrement actives à la chaleur du soleil, dans ce cas le métabolisme les diffuse dans tout le corps selon l'endroit du tatouage et transporte les poisons dans les organes, les cellules – et les mitochondries.

L'arsenic

Il est surtout devenu célèbre grâce au grand film classique *Arsenic et vieilles dentelles* avec l'inoubliable Cary Grant, où il est utilisé sous forme de poison sournois pour faire un certain nombre de victimes En réalité, c'est un oligo-élément naturel contenu dans la houille et l'eau de mer. L'arsenic est si utile et si facile d'utilisation que sa production mondiale atteint environ 60 000 tonnes ! Quelles industries en ont tant besoin ? Vous serez peut-être étonné car, en dehors des industries pharmaceutiques et des fabricants de désinfectants, cette poudre blanche intéresse les imprimeurs, les fabricants de cuir et les fabricants d'explosifs.

Lorsqu'on parle de la toxicité de l'arsenic, il faut faire la distinction : l'arsenic métallique et les sulfites insolubles ne sont presque pas toxiques ; l'arsenic trivalent par contre est un vrai poison. L'inhalation de vapeurs d'arsenic irrite les muqueuses et lorsqu'on en respire à répétition en grandes quantités, cela peut déclencher des œdèmes pulmonaires, ainsi que des troubles du fonctionnement des reins et du foie. **Le danger réside dans les effets à long terme : il est probable qu'il provoque le cancer. C'est d'autant plus préoccupant qu'il est difficilement évitable.** Au cours de l'extraction de houille et de la récupération d'arsenic depuis l'eau de mer, des traces s'évaporent dans l'atmosphère. Les effluents industriels d'arsenic transportent le poison dans l'eau de traitement et, par conséquent, dans les sols.

Éviter les métaux lourds

De nos jours, il est presque impossible d'éviter complètement les métaux lourds dans nos aliments. **Même les produits bio protégés sont exposés aux pluies acides et aux eaux polluées, sans compter que cela fait longtemps que les sols ne sont plus « propres ».** Il est ainsi d'autant plus important de se protéger des toxines additionnelles.

Comment barrer la route aux métaux lourds ?

- Consommez le plus possible d'aliments provenant de l'agriculture biologique.
- Ne vous faites pas tatouer.
- N'achetez pas de boissons en canette d'aluminium, contenant des acides.
- N'utilisez pas de déodorants à base d'aluminium.

...

...

- Soyez prudent lorsque vous utilisez des engrais contenant des phosphates.
- Et surtout, si vous avez encore d'anciens plombages en amalgame, faites les retirer.

4- Les pesticides et autre biocides

Si vous êtes né autour des années 1950, vous vous souvenez certainement de vos exaltantes virées au cinéma. Avant le début du film, certains cinémas projetaient des images de la famine au Biafra en noir et blanc ou encore des scènes palpitantes, montrant de lointains pays, tenant la jeunesse en haleine. Ensuite, vers la fin de l'épisode on voyait le peuple des temps modernes fêter leur victoire contre la famine : des hélicoptères dispersaient de grands nuages blancs de poudre miracle sur les champs et les forêts de ce monde. Cette poudre s'appelait « DDT » et anéantissait en quelques secondes les sauterelles venues en grandes colonies pour se régaler des graines. Elles tombaient au sol et rendaient le dernier souffle de leur petite vie en se tortillant. Il en était de même pour les coccinelles, les bostryches et bien d'autres insectes, dont on avait à peine le temps de retenir le nom.

Les insecticides

Encore aujourd'hui, on peut lire sur Wikipédia que le dichlorodiphényltrichloroéthane, abrégé en DDT, est un insecticide « utilisé depuis le début des années 1940 comme poison agissant par contact et ingestion. Grâce à son efficacité contre les insectes, sa faible toxicité pour les mammifères et sa fabrication facile, il fut pendant des décennies l'insecticide le plus répandu dans le monde».

Malheureusement, cette arme miracle présentait quelques inconvénients. Jusqu'à son interdiction dans les années 1970, elle a causé d'énormes dégâts sur la nature. En voici un exemple spectaculaire: en 1977, sur les 800 couples de faucons répertoriés en Allemagne en 1945, il ne restait que 45 couples nicheurs, notamment dans les Alpes bavaroises et le Jura souabe. Que s'était-il passé? Les faucons, au sommet de la chaîne alimentaire, avaient ingurgité une quantité très importante de DDT. De nombreuses jeunes femelles étaient devenues stériles et beaucoup d'embryons et d'oisillons étaient décédés. La coquille des œufs était devenue si fine qu'elle se brisait tardivement lors de la couvaison. Aujourd'hui, grâce au travail infatigable des associations de protection de la nature, les faucons se portent mieux et on peut à nouveau observer dans les cieux les silhouettes de ces acrobates si rapides et précis, et se réjouir de leur beauté.

À chaque bouchée contenant du DDT, cette substance toxique s'est également de plus en plus répandue dans le corps des humains. Après son voyage destructeur à travers l'estomac, les intestins, le sang et les cellules, elle s'est surtout installée dans les tissus graisseux et a déclenché nombre de maladies jusqu'au cancer. Car, tout comme les faucons, nous sommes au sommet d'une chaîne alimentaire, et nous absorbons toutes les toxines renfermées dans nos aliments.

Et bien sûr, le DDT n'est et n'était pas le seul poison utilisé contre les insectes! Le lindane, interdit depuis 2007 dans l'Union européenne, a également connu son heure de gloire au siècle dernier. Quelles sortes de produits toxiques sont aujourd'hui répandues sur nos champs, que se passe-t-il dans les entrepôts où les fruits sont stockés jusqu'à la vente... autant de questions dont les réponses ne sont pas faciles à obtenir pour le grand public.

Mais constatez par vous-même : en France, on récolte les pommes à l'automne et pourtant vous pouvez acheter des pommes françaises aussi rouges que si on venait de les cueillir pendant toute l'année au supermarché. Étrange, non ?

D'ailleurs, le DDT n'a été interdit au niveau international qu'en 2004 (!) pendant les accords de Stockholm. Dans certains pays comme l'Inde et vraisemblablement aussi la Chine, on continue à l'utiliser pour « protéger » les récoltes, car ces nations n'ont pas signé le traité. Et ainsi le DDT refait le voyage dans nos pays, logé dans les épices exotiques, le thé ou les fruits.

Comment « faire la peau » aux champignons ?

Entre 1845 et 1852, on assista en Irlande à des scènes dignes d'un film d'horreur. Un champignon (*Phytophthora infestans*, le mildiou de la pomme de terre) avait attaqué en trois déferlements la récolte de pommes de terre et personne ne pouvait l'arrêter. Dans leur désespoir, les gens finissaient par manger de l'herbe. Un million de personnes sont mortes de faim, deux millions d'Irlandais ont quitté leur pays, des régions entières ont été dépeuplées. Aujourd'hui encore, la violence de cette famine est restée gravée dans les esprits. Quel bonheur si les fongicides avaient déjà existé ! **Ces substances chimiques actives (du latin *fungi* = champignon et *caedere* = tuer) éliminent les champignons et leurs spores de façon ciblée et empêchent leur développement. On les utilise avant tout dans l'agriculture pour protéger les plantes**, car les champignons ne s'attaquent pas qu'aux fruits entourés d'écorces ou de peau, mais également aux plantes dans les champs. Pour défendre la récolte, on disperse des fongicides ; ils se posent comme un manteau sur les plantes et agissent immédiatement dès qu'un champignon «attaque» la plante. Ces poisons de contact contiennent des composés chimiques à base de cuivre et de soufre. Ils bloquent la reproduction des cellules des champignons parasites. Parmi les fongicides organiques de contact, on connaît surtout les triazoles et les carbamates.

D'autres fongicides, comme par exemple le Folicur, n'opèrent pas seulement en surface, ils pénètrent dans les tissus des plantes où ils agissent sur les agents pathogènes installés.

Parmi les derniers arrivés sur le marché, on compte les fongicides hybrides, des poisons organiques et synthétiques qui, par leur action plus ciblée, sont plus efficaces et moins nocifs pour l'environnement.

Les fongicides dans notre corps

Ils protègent les plantes dans les champs et sous serre, et sont utilisés comme médicaments en cas de mycoses chez l'homme et l'animal, par exemple sous forme d'antibiotiques. Mais ils agissent également là où on ne les attend pas! Les champignons aiment coloniser les textiles et le bois; les mérules peuvent rendre les maisons et les immeubles inhabitables, c'est pourquoi on imbibe les tissus de fongicides. On les utilise également dans les désinfectants. Mais que se passe-t-il lorsqu'ils arrivent dans le corps humain? Prenons le pentachlorophénol (PCP) contenu dans les produits conçus pour la préservation du bois, les vernis, les couleurs, les colles et dans le domaine sanitaire: le PCP n'est pas seulement hautement toxique pour les champignons, mais également pour nous. On a clairement constaté des effets allergènes, cancérigènes et mutagènes. **Le PCP, particulièrement dans les espaces clos, passe dans le sang à travers la peau et les organes respiratoires, où il se lie aux protéines** de plasma et, dans une forme plus concentrée, aux glandes comme les testicules, la vésicule séminale, la thyroïde, l'hypophyse et la glande surrénale. **Mais il arrive également au cerveau où il est stocké.** Si – au lieu d'avoir une vision superficielle des organes et des glandes en les considérant comme des «objets» compacts – vous vous souvenez que chaque organe, chaque glande, chaque vaisseau et le tissu en entier, tout comme les muscles, les tendons, les os et le cartilage sont constitués d'un ensemble de cellules individuelles (et que chacune d'entre elles est remplie de mitochondries), vous comprenez aisément **que tous les pesticides, fongicides et biotoxines atteignent directement les cellules et endommagent gravement les mitochondries – jusqu'à les anéantir.**

Les premiers signes sont la fatigue, les maux de tête, la prédisposition aux infections, les sinusites, les troubles du système immunitaire et du fonctionnement rénal, les inflammations du muscle cardiaque, etc.

Comment éviter les biocides?

- Achetez, dans la mesure du possible, des aliments d'agriculture biologique traçable.
- N'utilisez pas d'insecticides chimiques dans votre jardin, mais plutôt des insectes utiles ou un pulvérisateur d'huile de neem, pour lutter contre les nuisibles.
- Préférez des peintures non toxiques.

5- Les produits ménagers chimiques

La publicité n'est-elle pas merveilleuse? En un tourne-main, les casseroles graisseuses se mettent à briller comme neuves, les sols retrouvent leur éclat et les toilettes sont d'une propreté quasi chirurgicale. Et comme c'est si simple, si beau et que ça sent si bon, les ménages utilisent des quantités astronomiques de détergents et produits nettoyants. Les personnes cherchant des alternatives pensent étrangement d'abord à l'environnement plutôt qu'à leur propre corps, aussi pollué que l'eau !

Les adoucissants

Vous pensez peut-être : « Qu'y a-t-il de mal à vouloir des draps, des pulls et des chemises agréablement parfumés ? » En toute franchise : d'un point de vue santé, absolument tout. Car **les adoucissants sont un chef-d'œuvre de psychologie publicitaire ; ce n'est pas pour cela qu'on doit les condamner, mais pour leurs répercussions sur la santé.** Le produit s'écoulant gentiment de la bouteille colorée et arrondie est de la chimie pure. Les adoucissants sont une masse porteuse d'un parfum illusoire, cachant une flopée de substances toxiques connues. Ajoutées à la machine, elles imbibent complètement le linge et pendant que nous rêvons aux champs de lavande, brises marines, orchidées et orangers, notre peau absorbe les poisons.

Le formaldéhyde, probablement cancérigène et interdit depuis des années dans les colles, nage tranquillement dans les adoucissants, à côté du brome, du chlore et de l'iode. Nous ne nous attardons pas plus longtemps que nécessaire dans une piscine chlorée et nous savons que nous devons bien nous rincer ensuite, mais nous sommes capables de porter toute la nuit notre pyjama imprégné de chlore.

Si vous n'êtes toujours pas convaincu, donnez-vous la peine d'examiner les composants présents sur l'étiquette d'un adoucissant. Vous y trouverez vraisemblablement des mots compliqués comme l'aldéhyde cinnamique, l'alcool cinnamique, l'alcool benzylique, le benzylalicylate, l'Amyl Cinnamal, le

citral, la coumarine, l'eugénol, le géraniol, l'alphaamylzim-
taldehyde, l'isoeugénol ou le Lyral. **Tous ceux-ci ne sont
que des composants chimiques, bien loin de toute
substance naturelle.**

Le terme derrière lequel on trouve le brome, le chlore
et l'iode est «composés organo halogénés». Les substances
aromatiques comme l'alcool benzylique, le benzylalicylate ou
le linalol peuvent provoquer des troubles du système nerveux
central. Et les muscs polycycliques, au nom si intéressant, ne
nous font pas du bien non plus : ils aiment se loger dans les
tissus graisseux ou dans le lait maternel pour atteindre le foie,
où ils causent des dégâts.

Sachant tout cela, on finit par passer imperturbablement
à côté de toute la rangée des adoucissants. Choisissez plutôt
les recettes de grand-mère : la levure, diluée dans de l'eau et
ajoutée à la machine, adoucit le linge. En été, le soleil donne
l'odeur naturelle de «brise d'été» au linge séchant gaiement
sur le fil et, pendant la saison froide, une goutte de vinaigre
ou de citron disperse les mauvaises odeurs. Vous pouvez aussi
placer un sachet de lavande au milieu de vos pulls ; comme le
jasmin, la camomille, les oranges et d'autres plantes aromatiques, elle contient des huiles essentielles faisant partie de
notre monde depuis des millions d'années, au même titre que
les mitochondries. En règle générale, notre corps supporte très
bien ces substances naturelles.

Les détergents et produits nettoyants

Plus de 1,3 million de tonnes de détergents et de produits
de nettoyage sont annuellement vendus aux ménages privés.
Voici comment minimiser les effets de ces polluants :
- choisissez des marques respectueuses de l'environnement ;
- testez l'efficacité des noix de lavage ;
- évitez les adoucissants ;

– diluez le liquide vaisselle à l'eau à 1:1 : ça suffit! ;
– utilisez plutôt «l'huile de coude» que les nettoyants WC.

❓ La pollution de l'air

Saviez-vous qu'environ dix pour cent des automobiles dans le monde sont immatriculées en Allemagne? Aux émissions polluantes des voitures et des camions s'ajoute celle des avions, car leurs moteurs à combustion émettent un mélange plus ou moins toxique. Les émanations des moteurs à essence contiennent avant tout du monoxyde de carbone, des aldéhydes, du benzène, du plomb, des hydrocarbures polycycliques aromatiques et d'autres substances nocives. Les polluants atmosphériques provoquent du stress oxydatif dans le corps (voir pages 62 et suivante). Les gaz d'échappement des moteurs diesel renferment majoritairement des particules de suie, des hydrocarbures polycycliques aromatiques, des aldéhydes et d'autres éléments toxiques.

Le monoxyde de carbone, une substance respiratoire toxique, se forme lorsque des ressources fossiles comme l'huile, le charbon ou l'essence ne sont pas complètement brûlées. Si nous le respirons, sans filtre, il arrive dans le sang par les poumons et peut – dans des cas graves – causer la mort par intoxication. Pour limiter son inhalation au quotidien, dans les villes françaises, la concentration de ce polluant ne doit pas dépasser dix milligrammes par mètre cube d'air en l'espace de huit heures. Sur sa page d'accueil, le site internet Prev'air publie une carte de la France avec les données en temps réel sur la qualité de l'air. Il faut à notre corps quatre à six heures pour éliminer le monoxyde de carbone.

Les particules de suie contenues dans les gaz d'échappement se déposent dans les poumons et peuvent déclencher des bronchites et des cancers du poumon. Le benzène est également présent dans la suie – il est susceptible de modifier notre structure sanguine et de provoquer des leucémies.

La pollution électromagnétique

Nous, les humains, possédons comme toute la planète Terre un champ magnétique et nous avons la faculté d'occulter les réalités désagréables. **Tout comme nous ne nous soucions guère des conditions de vie des animaux fournisseurs de lait, d'œufs et de viande, nous fermons également les yeux lorsqu'il s'agit de notre confort, plaisir ou divertissement.** Nous possédons des Smartphones, nous offrons des Playstations aux enfants parce qu'ils en «ont tous» et qu'ils en ont besoin pour s'enterrer, de préférence pendant le reste de leur jeunesse, devant la télé ou l'ordinateur. Nous savons évidemment que ce sont les médias «électroniques» qui occupent la plupart de notre temps libre, mais que signifie ce terme en réalité?

Une attitude alarmiste ou un danger réel?

Les équipements électriques ou à piles ne se comptent plus sur les doigts de la main : l'éclairage, les moyens de transport comme les tramways ou les trains, les radars, les tours de transmission, tous les objets de divertissement électronique, les boitiers électroniques, les appareils électriques depuis les plaques de cuisson jusqu'à la brosse à dents, le four à micro-ondes, les pylônes à haute tension, les panneaux photovoltaïques et solaires, les téléphones sans fil, la télévision et la radio, le portable et le Wifi.

Si on ajoute à cela l'éclairage urbain et les rayons naturels du soleil, nous vivons au milieu de champs magnétiques. La technique LTE (technologie 4G) pour surfer plus rapidement et la communication radio réservée à certaines institutions en font également partie. Selon la Commission internationale de protection radiologique (CIPR), les nouvelles antennes augmentent la radiation de 40 à 50 pour cent dans un rayon d'un kilomètre. Mais est-ce correct de parler de pollution électromagnétique ?

En préambule, il n'existe pas (encore) – malgré certaines études scientifiques – de preuves tangibles d'un danger pour la santé humaine par la pollution électromagnétique. Il faut prendre en compte deux sortes de radiations électromagnétiques :

- **«le rayonnement ionisant», comme les rayons X ou gamma,** présente des fréquences hautes et suffisamment d'énergie pour séparer les molécules d'ADN et déclencher des cancers. La radiographie est nocive, nous le savons tous et nous connaissons les mesures de protection ;
- **«le rayonnement non-ionisant» que nous rencontrons au quotidien et qui passe par les ondes radio et les téléphones portables, le Wifi, le Bluetooth,** ainsi que par les champs magnétiques près des lignes électriques. Même le sèche-cheveux et la machine à café forment des champs magnétiques. Le rayonnement non-ionisant se distingue en hautes et basses fréquences. Les fréquences hautes sont émises par les portables, le Wifi et le Bluetooth, les basses par le courant alternatif, par exemple les fils électriques autour des champs de bétail. On sait que le rayonnement non-ionisant peut être dangereux pour la santé, mais uniquement lorsqu'il dépasse de beaucoup les normes autorisées.

S'il existe un élément du corps sensible à une exposition excessive aux radiations ou à une information contradictoire du rayonnement existant, c'est bien la mitochondrie. Nos aliments, faciles à décomposer jusqu'au plus petit niveau (atomes et molécules) portent également une charge électrique, les électrons. Tout ce «colis» arrive dans les mitochondries. Et si on a déjà visité une centrale hydroélectrique, on peut aisément imaginer ce qui s'y passe.

Tout comme l'eau tombe de haut activant ainsi les turbines, les électrons passent d'un niveau d'énergie plus élevé à un niveau plus bas et maintiennent les turbines cellulaires en mouvement – donc nos mitochondries.

Chaque perturbation du cycle énergétique dans les cellules et les mitochondries diminue l'efficacité de nos petites centrales cellulaires. On peut imaginer la pollution électromagnétique comme un canon à énergie, influençant les vibrations du corps depuis l'extérieur. Sa nocivité pour notre santé n'est pas encore prouvée, mais il semble évident que les éléments les plus fragiles du corps en souffriraient en premier.

Tant que nous ne connaissons pas les effets exacts de la radiation électromagnétique sur le champ magnétique de notre corps, la prudence est de mise :

– ne regardez pas la télévision pendant trop longtemps ;
– écourtez vos conversations sur le portable ;
– ne préparez pas vos plats dans le four à micro-ondes ;
– faites des pauses lorsque vous travaillez à l'ordinateur et lavez-vous les mains de temps en temps pour neutraliser la radiation ;
– réduisez l'utilisation d'appareils électriques en tous genres.

Les champs magnétiques existent malgré tout...

Une équipe de chercheurs allemands a découvert plutôt par hasard un étrange phénomène : les biologistes de l'université voulaient tester la magnétoréception des rouges-gorges. Ces jolis oiseaux délicats, peuplant nos jardins en été, sont juste de passage chez nous ; en hiver ils migrent en région méditerranéenne ou au Proche-Orient. Pour découvrir l'emplacement de leur organe responsable de la magnétoréception, les biologistes ont placé les oiseaux à l'intérieur de grands refuges, dans l'obscurité. Ils furent surpris de constater que les rouges-gorges n'étaient pas capables de s'orienter, jusqu'au moment où les chercheurs eurent l'idée de protéger les cabanes par des plaques en aluminium reliées à la terre, pour neutraliser la pollution électromagnétique

...

***

et ainsi reconstituer le champ magnétique terrestre habituel. Les rouges-gorges ont immédiatement réagi : dès qu'ils ont été protégés de la pollution électromagnétique, ils ont retrouvé leur orientation. Et dès que la prise de terre fut coupée et la pollution électromagnétique à nouveau active sur le campus, ils ont commencé à se perdre. Un fait intéressant : lorsqu'on mettait en marche des appareils produisant de la pollution électromagnétique à l'intérieur des cabanes protégées, les rouges-gorges ont été perturbés. Toutes les vibrations sur le campus se trouvant sur des plages de basses fréquences, on pourrait en conclure que la santé est davantage affectée par le temps d'exposition aux rayons, plutôt que par leur intensité. Cette question préoccupe actuellement la recherche, et les conclusions scientifiques sont attendues impatiemment.

6- Le côté obscur des cosmétiques

Comme pour les produits nettoyants, on arrive rapidement à bout de patience en parcourant l'énumération des ingrédients des cosmétiques. La liste de n'importe quelle crème pour les mains à l'aloe vera commence par aloe (gel d'*aloès barbadensis*), suivi par glycérine (Stéarate glycerylique), un lubrifiant à base d'huile, rendu célèbre par la crème à la glycérine. Puis, ça enchaîne avec le propylène glycol. En jetant un coup d'œil sur le site « cosmétiques bio et cosmétiques naturels sans conservateurs » sur internet, on apprend la chose suivante : sous le titre « Propylène glycol – plastifiant en cosmétique » il est écrit : **« le propane 1, 2- diol est plus connu sous son appellation "propylène glycol". Il est contenu dans les liquides de freinage et les antigels, mais également dans beaucoup de produits cosmétiques.**

Cette substance, fabriquée à partir d'huiles minérales, sert d'humidifiant et de plastifiant, elle empêche le dessèchement des cosmétiques et pommades médicinales... Elle remplit un grand nombre d'attentes du consommateur dans l'industrie conventionnelle du cosmétique. Les crèmes et lotions pour le corps sont particulièrement appréciées lorsqu'elles pénètrent rapidement et laissent la peau souple. Un shampoing doit bien mousser pendant le lavage, sinon l'utilisateur doute de son efficacité. Il en est de même pour les gels douche et les bains moussants ; les dentifrices, ainsi que les déodorants, contiennent également souvent du propylène glycol. Dans le domaine médical, il est utilisé pour les pommades, les gouttes pour les yeux, les oreilles et le nez, les bains de bouche, ainsi que pour les comprimés, les sirops et les solutions pour injection... »

Cette brève note décrit parfaitement bien le dilemme des fabricants de cosmétiques. Nous, les consommateurs, attendons de la part de cette industrie des articles embellissants, rajeunissants et soignants, mais également parfumés et agréables à l'application. Ainsi le propylène glycol se retrouve dans un grand nombre de produits et les effets secondaires sont acceptés en silence, car on peut lire plus loin : « ... **beaucoup de gens n'ont pas conscience que la peau, en tant que plus grand organe du corps, a une bien plus grande capacité d'absorption que les intestins. Le propylène glycol peut provoquer un grand nombre de réactions allergiques cutanées et endommager les reins et le foie** ».

Le conservateur « benzoate de sodium » est également répertorié comme allergène.

Sur la liste des ingrédients de la crème pour les mains, on trouve par ailleurs de l'alcool cétylique, le PEG-100 stéarate, la lanoline, le sorbitol et bien d'autres substances « merveilleuses »...

Cas d'étude : le dentifrice

La crème pour les mains n'est pas utilisée par tout le monde, à l'inverse du dentifrice – après tout, les dents blanches sont un signe de bonne santé et de joie de vivre et on n'a pas envie d'importuner son entourage avec une mauvaise haleine. Afin de répondre aux attentes de propreté, de nettoyage et de renforcement de la dentition et de la bouche, ainsi que d'une bonne santé buccale durable, les dentifrices doivent contenir certaines composantes efficaces. C'est évident, mais **saviez-vous que chaque dentifrice est composé généralement de trois actifs principaux seulement? On y trouve toujours des agents nettoyants, des humidifiants et de l'eau** – à raison de 30 pour cent chacun.

– Les abrasifs sont souvent des substances naturelles inso-lubles renforçant l'effet nettoyant mécanique du brossage. Ils sont mélangés au dentifrice dans des proportions et tailles de graines différentes. Les graines de la craie lévi-gée utilisées auparavant avaient des bords relativement tranchants, elles ont été depuis longtemps remplacées par la craie (carbonate de calcium), la terre diatomée (*silicea terra*) et ses acides oxygénés (*hydrated silicea*), par le lœss, la terre de lave, le charbon ou encore le sel marin (*maris sal*). On utilise également d'autres minéraux comme le dioxyde de silicium, le bicarbonate de sodium – connu aussi sous le nom d'hydroxyde de sodium –, le fluorure d'amines et le sodium métaphosphate qui n'ont globalement pas d'effets néfastes sur la santé.

– De même, chaque dentifrice contient de l'eau, notre source de vie numéro 1, souvent identifiée sous le nom «aqua». Elle ne présente aucun danger pour la santé.

– Parmi les humidifiants dont le rôle est d'empêcher la pâte dentaire de se solidifier en masse compacte après l'ouver-ture du tube, on peut trouver des substances non nocives comme la glycérine, l'agar-agar, l'eau ou les substituts de sucre, le sorbitol et le xylitol. Et, en dehors du sorbitol, il existe encore un autre alcool pour éviter le dessèchement : le penthénol. Parmi les humidifiants les plus répandus à base de plantes, on compte l'extrait d'*echinacea purpurea*, tiré du rudbeckia pourpre, également utilisé en homéopathie.

— Il en est tout autrement pour les humidifiants artificiels comme le propylène glycol (voir ci-dessus). À côté de cet agent potentiellement allergène, on se sert d'alcools comme l'éthyl cococyl arginate pour éviter que les produits ne se dessèchent.

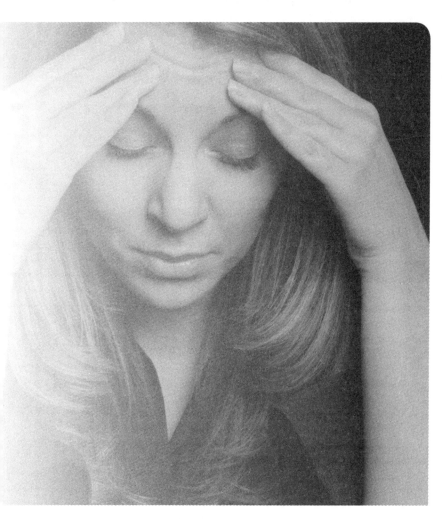

4ᴱ PARTIE
Le burn-out :
une crise des mitochondries ?

Peter T., bel homme, insouciant et fan de musique, a étudié les sciences des médias et de la communication. Après plusieurs pré-stages, stages et missions volontaires dans des sociétés d'édition et de publicité, il survit en exerçant le métier de coursier à vélo, jusqu'à ce qu'il trouve un travail de «Junior Communication Manager» en agence. Peter T. accepte ses nouvelles fonctions avec un engagement absolu. Ça ne lui pose pas de problème de sortir tard avec ses clients, de travailler pendant le week-end, de ne plus assister à des concerts ni de faire du vélo. Après un an déjà, il est promu «Senior Communication Manager», au même moment où sa compagne attend un enfant. Le mariage est une affaire conclue, il verse un acompte pour un bel appartement, lorsque son agence est rachetée. Le nouveau patron veut la faire fonctionner à plein régime. Peter se remonte les manches et propose des stratégies pour l'acquisition de nouveaux clients et d'autres idées innovantes. Le patron écoute tous ses projets et, quelques jours plus tard, il met en place un plan de restructuration et engage un deuxième «Senior Communication Manager». La «radio ragots» raconte que le nouveau est un partenaire de golf du patron. Peter, qui ne dort pas bien depuis un certain temps – aussi parce que sa petite fille pleure souvent la nuit et que sa relation avec sa femme change – se réveille un jour avec des problèmes cardiaques. Lorsqu'il décide de se rendre malgré tout à son travail, la première dispute violente éclate avec sa femme. Puisqu'elle insiste, il prend une semaine de vacances sans toutefois réussir à se détendre, car il pressent les changements au sein de son entreprise. Et bingo : à son retour, il apprend que son meilleur client est passé chez son collègue. À partir de ce moment-là, Peter ne travaille plus, il se bat. Il est *sur la brèche du matin au soir. À la maison, il est tendu et irrité, même la musique de son groupe préféré l'énerve. Il mange rapidement et à intervalles irréguliers, ses insomnies s'aggravent et des problèmes d'estomac viennent s'ajouter. Lorsque sa femme lui déclare un jour en larmes qu'elle envisage de retourner chez sa mère, Peter, effaré, se sent presque soulagé. Par amour pour elle, il consent à une thérapie de couple. Dès la deuxième séance, son rapport compliqué avec son père, un architecte de renommée, est révélé. Quand ses problèmes de cœur réapparaissent peu après avec plus d'intensité, Peter ne dit rien et consulte en cachette un médecin, qui lui prescrit des bétabloquants, des diluants sanguins et des antidépresseurs. Il souffre de plus en plus de nervosité et d'épuisement.*

Peter postule pour un autre travail. Les deux premiers entretiens d'embauche se passent très bien, mais au final on lui préfère une jeune femme. Dans son entreprise Peter perd de plus en plus pied et lorsqu'il s'emmêle les pinceaux avec ses documents lors d'une présentation pour un nouveau client, celui-ci se plaint auprès du patron. Après une discussion avec son chef d'agence, Peter est pris de vertige dans sa voiture. Il va chez le médecin et on lui diagnostique un burn-out !

J'entends beaucoup de récits de ce genre dans mon cabinet et, très souvent, je sais déjà dès la première phrase que l'histoire finira par un burn-out. Ce n'est pas parce que j'ai des dons de voyance, mais ce sont les éternelles lois de la santé et de la maladie que je vis tous les jours dans mon métier.

Lorsqu'on voit autant de patients que moi au fil des années, le lien étroit entre le corps, l'esprit et l'âme devient de plus en plus clair.

Même **le burn-out n'est pas une maladie qui débute dans la tête, mais un épuisement multiple du corps et de l'âme. Il commence dans les cellules et plus précisément dans les mitochondries.** Je voudrais vous expliquer brièvement, en quatre étapes, la construction d'un burn-out classique. Car, comme tous ceux qui n'en ont pas encore fait l'expérience, notre Peter T. fictif a compté sur sa force… S'il avait eu une meilleure connaissance des mitochondries, il aurait pu prévenir et renouveler son énergie. Quelles erreurs a-t-il commises?

1- Facteur de burn-out n° 1 : une mauvaise alimentation

La meilleure alimentation pour notre organisme est actuellement un grand sujet de discussion. Beaucoup de gens ne savent plus quoi et comment manger : végétarien, diversifié, cru, végan, paléo? Ou un kebab?

Globalement, notre système digestif n'est pas assez adapté à la nourriture moderne. Lorsqu'on se remémore l'alimentation humaine des derniers millénaires, l'estomac et l'intestin étaient en mesure de s'adapter à une nourriture composée de baies, champignons, viande, poisson, racines et noix. Associé à un mode de vie où la quête de nourriture nous faisait parcourir entre 20 et 40 kilomètres à pied, l'équilibre était parfait. Les chasseurs de mammouth n'avaient certainement pas de problèmes de surpoids.

Prenons un moment pour examiner ce que Peter T. consomme probablement au quotidien. Ceux qui s'intéressent au sujet l'ont tout de suite compris : il y a dans tous les cas beaucoup de combinaisons de sucre (hydrates de carbone) en jeu. On les trouve dans la farine blanche, les fruits sucrés, les gâteaux, les plats préparés et le chocolat. Cela n'a rien de surprenant, mais qui aurait deviné que les muesli, les produits laitiers, l'alcool et les plats industriels préparés comme les hamburger, les frites, la mayonnaise, etc., sont si «bons», à savoir «sucrés», parce qu'on y ajoute une grande quantité de sucre?

Nos ancêtres ont déterré des racines et les ont souvent mangées crues, comme les fruits et les baies : ce n'était certes pas aussi facile à mâcher qu'un roulé aux noix vite ingurgité, mais les aliments crus contiennent bon nombre de vitamines, minéraux et oligo-éléments. Et une longue mastication fait le reste, en répartissant à l'intérieur de la bouche les nutriments des carottes, pommes et autres. **Notre alimentation est aujourd'hui, comparée à avant – dans le vrai sens du terme – dénaturée. Ce que l'on inflige à nos mitochondries par une nourriture pauvre en nutriments essentiels est en fait inimaginable.**

Nous sommes composés de 100 milliards de cellules sans cesse renouvelées, elles ont besoin d'énergie et d'une multitude d'éléments que nos mitochondries peuvent produire uniquement à condition d'être suffisamment bien nourries pour faire leur travail. Nous ressentons indirectement que quelque chose en nous nécessite d'être alimenté au moment où nous avons faim et soif, car tout ce dont le corps a besoin pour sa construction et sa production d'énergie est en premier lieu fourni par la nourriture.

Une alimentation pauvre en nutriments essentiels n'apporte pas à nos cellules et mitochondries les éléments nécessaires à leur fonctionnement. Une erreur particulièrement fatale est une alimentation riche en graisses trans : dans le métabolisme, le corps fabrique à partir d'huiles et de graisses précieuses – comme par exemple les acides gras oméga-3 – les éléments servant à la construction des membranes mitochondriales. On peut imaginer les graisses trans comme des substituts en plastique de ces graisses, et le corps les livre aux cellules à la place des pièces originales. **Les mitochondries intègrent ces éléments «morts» à la membrane et le résultat est une action réduite de la membrane dans la chaîne respiratoire** (voir pages 46 et suivantes)**, ce qui est une catastrophe pour notre approvisionnement énergétique.**

Focus sur les acides gras trans

En 2003, le Danemark a fait interdire les graisses trans pour protéger sa population des maladies cardio-vasculaires. En 2006, New York fait de même malgré les protestations initiales de la part du secteur gastronomique, le passage aux graisses plus saines s'est fait sans complications : même avant le jour de l'interdiction, beaucoup de snacks et de chaînes de fast-food avaient remplacé les mauvaises huiles par les bonnes. Au Danemark, l'industrie agroalimentaire a réalisé cette mutation pratiquement de son propre chef et elle a changé ses recettes.

En bref, les graisses trans sont des huiles végétales liquides, durcies par un procédé chimique qui les rend plus faciles à étaler et plus durables, un avantage inestimable pour les snacks et les chaînes de fast-food. Pendant ce processus, les huiles sont chauffées à tel point qu'elles se transforment et développent des acides gras trans qui – à l'inverse des bonnes huiles et des graisses naturelles – augmentent le taux de « mauvais » cholestérol dans le sang, au détriment des variantes de bon cholestérol. Vous le savez : ceci accroît les chances de développer des maladies vasculaires, un AVC ou un infarctus. Mais avant tout, les graisses trans sont un facteur déclencheur de diabète et d'inflammations. **De nos jours, dans le reste de l'Europe, des restrictions de la teneur en acides gras trans dans les aliments ne sont pas prévues et on ne parle même pas d'interdiction. Si vous souhaitez vous protéger de ces graisses « tueuses » dans nos contrées, vous devez le faire par vous-même en faisant attention.** Voici encore une fois une liste d'aliments littéralement « imbibés » de graisses trans : les chips, les aliments frits (frites, ailes de poulet, escalopes cuites à la friteuse), les croissants, beignets, pâtes feuilletés, soupes prêtes à consommer, sauces, charcuteries, barres de céréales et céréales de petit-déjeuner.

2- Facteur de burn-out n° 2 : la sédentarité

Si on part du principe que le corps humain a une finalité dans sa forme et son efficacité, on voit tout de suite qu'il est fait pour marcher. Nous disposons de longues jambes afin de faire de grands pas en nous déplaçant et les pieds nous dirigent dans n'importe quelle direction. Le corps renferme les poumons et le cœur qui peuvent développer toutes leurs capacités uniquement lorsque nous les sollicitons consciemment. Nous utilisons les bras pour prendre de l'élan et la tête, avec nos yeux dirigés vers l'avant, nous sert de système de navigation. **Tous nos muscles ont besoin de mouvement et d'entraînement pour que nous puissions développer la tension du corps.**

En effet : les générations d'avant considéraient comme normal de faire plusieurs kilomètres à pied pour se rendre à l'école. Les paysans allaient au marché de la ville la plus proche avec leur récolte, les apprentis sillonnaient partiellement toute l'Europe à pied – et nous, qu'en est-il de notre activité physique ?

Une personne ayant un métier sédentaire, l'obligeant à rester assise devant un bureau, parcourt à peine 500 mètres par jour. C'est beaucoup trop peu pour entretenir nos muscles, notre cœur ou nos poumons et fournir suffisamment d'oxygène à nos cellules et mitochondries.

Ce qu'il ne faudrait pas faire...

Les thérapeutes dans les centres de rééducation en sont bien conscients : les patients mesurent l'importance d'une activité physique régulière uniquement après un incident de santé majeur. Si les survivants d'infarctus et de cancer redécouvrent seulement au moment du traitement thérapeutique à quel point le sport leur fait du bien et les renforce, cela veut dire que quelque chose ne tourne pas rond. C'est le signe que nous avons renoncé pendant des années aux éléments essentiels pour entretenir et fortifier notre santé – **l'exercice régulier et ce qui en découle : un effet harmonisant sur le métabolisme, le système circulatoire, l'équilibre hormonal et la digestion.**

– Le manque de mouvement favorise l'athérosclérose et la perte de la masse musculaire.
– Il prépare le terrain à la détérioration mentale : des études récentes ont montré que les personnes inactives souffrent plus fréquemment de démence sénile.
– Le mouvement réduit les tensions. Quand on ne bouge pas, on facilite les manifestations de stress, de tension musculaire et de dépression.
– Le système immunitaire souffre du manque d'exercice.

Peter, qui gagnait auparavant sa vie comme coursier à vélo, devient ensuite de plus en plus fatigué et « mou » – un signe que sa force vitale tout entière diminue massivement. Si vous préférez également rester allongé sur le canapé au lieu de faire le tour du pâté de maison, si vous choisissez de prendre l'ascenseur à la place des escaliers, si vous êtes souvent malade et que vous vous sentez intérieurement « étrangement faible », votre corps essaye de vous transmettre son message : « Tu me fais mal. Occupe-toi de moi, sinon les mitochondries et moi, nous arriverons au bout de nos forces et je devrai te laisser tomber. »

Vous sentez en règle générale très clairement que vous atteignez le stade où votre corps n'a plus de force, c'est l'étape conditionnelle juste avant le burn-out.

3- Facteur de burn-out n° 3 : les inflammations dans le corps

Un corps n'ayant pas bénéficié de suffisamment de repos et d'exercice est le terreau idéal pour un autre facteur, souvent caché et endormi, avant d'éclater puissamment. Existe-t-il des inflammations dans l'organisme dont on n'a pas conscience ? La réponse est oui, elles existent et elles ne sont ni rares, ni inconnues. Ainsi, on sait aujourd'hui que le premier traumatisme psychique et physique que nous vivons est notre naissance : nous venons tous au monde avec un tassement dans la zone cervicale, causé par notre passage dans la filière pelvienne, qui entraîne une inflammation « froide » non traitée jusqu'à nos jours !

On sait aujourd'hui également qu'une maladie aussi effrayante que le cancer naît dans un organisme ayant lutté depuis un certain temps contre des inflammations. Il parait évident que les gingivites, les bronchites chroniques ou les rhumatismes pèsent sur le corps.

Il semble clair aussi qu'un organisme affaibli ne gère pas bien les incidents et infections, mais ces inflammations restent en surface et sont en règle générale bien traitées. Ce qui est vraiment dommageable, ce sont celles que nous ne remarquons pas ou que nous ne prenons pas au sérieux. Souvent elles ne sont pas liées à une infection, mais elles sont – comme les intolérances alimentaires ou les allergies – une conséquence de facteurs environnementaux déjà abordés ici, les suites d'effets secondaires médicamenteux (antibiotiques, hypolipémiants, antihypertenseurs, traitements antidiabétiques, médicaments contre le dysfonctionnement érectile) et bien d'autres encore. Parmi ces infections silencieuses à l'intérieur du corps on compte par exemple l'inflammation chronique de l'intestin (voir syndrome d'hyperperméabilité intestinale pages 116 et suivantes) ou l'inflammation des ovaires.

Les allergies

Beaucoup de gens considèrent les allergies – les leurs ou celles des autres – comme des maladies de seconde zone, qu'il ne faut pas trop prendre au sérieux. Mais **les intolérances alimentaires, les allergies aux animaux, aux acariens, les réactions aux pollens et aux graminées ne gagnent pas seulement du terrain, ce sont des maladies à prendre en considération** – surtout parce qu'elles s'accompagnent toutes d'inflammations.

Nous trouvons un exemple de plus dans les cosmétiques : l'industrie rassure souvent les consommateurs avec des chiffres. On nous raconte que, bien que 100 pour cent de la population utilise des cosmétiques en tous genres, uniquement 0,1 pour cent développerait une allergie aux ingrédients. Quand on réfléchit et qu'on se renseigne, on découvre qu'annuellement en Allemagne environ 80 000 personnes sont victimes d'allergies à cause des crèmes, etc. – ce qui fait 800 000 personnes en 10 ans ! Si vous en souffrez, étudiez les ingrédients avant l'achat de cosmétiques et faites particulièrement attention aux substances parfumantes. Il est démontré que les parfums et conservateurs comme la mousse de chêne (extrait d'evernia prunastri), les mousses des arbres (extrait d'evernia furfuracea), l'isoeugénol et l'aldéhyde cinnamique (cinnamal) sont particulièrement irritants.

Les inflammations provoquées par les radicaux libres

Saviez-vous qu'environ cinq pour cent de l'oxygène que nous respirons est transformée dans le corps en radicaux libres conduisant à des inflammations ? Les radicaux libres sont, d'un point de vue chimique, des composés d'oxygène instables avec un électron non apparié. Les molécules essayent de compenser cette instabilité en attaquant d'autres molécules pour leur arracher un électron et redevenir stables à leur tour. Ce processus de transferts

...

...

d'électrons s'appelle l'«oxydation». Malgré cette formation permanente de radicaux libres, un corps jeune et sain est tout à fait capable d'effectuer ce travail de compensation. Mais plus nous vieillissons, plus nous dépendons des antioxydants contenus dans l'alimentation, qui peuvent libérer des électrons – grâce à leur structure chimique – et ainsi neutraliser les radicaux libres. Les vitamines A, C et E (tocophérol), la bêta-carotène, ainsi que les substances actives végétales comme les polyphénols ou les flavonoïdes et l'isoflavone dans le romarin, les olives, la sauge, le thé vert, les bananes, les pommes, les carottes, etc., ont un effet antioxydant élevé avéré. Les antioxydants ont globalement un effet anti-inflammatoire. Si on se nourrit trop souvent de fast-food, de produits préparés et d'aliments traités industriellement, on absorbe automatiquement beaucoup d'hydrates de carbone, de nitrates et de graisses trans; on risque par conséquent un déficit croissant en antioxydants naturels et on crée un terrain favorable aux inflammations dans le corps.

Prévention et bilan de santé

Lorsque les allergies s'aggravent, que les processus inflammatoires sont de plus en plus difficiles à contrôler et que la guérison dure plus longtemps que d'habitude – et surtout lorsque vous développez des réactions intestinales inflammatoires comme la maladie de Crohn et la colite ulcéreuse – consultez régulièrement votre médecin ou praticien et faites votre check-up de santé. Les analyses de sang révèlent les inflammations !

Ne commettez pas l'erreur d'omettre une consultation chez le médecin ou chez un praticien, si vous vous sentez fatigué et malade. **Vous endommagez activement vos mitochondries, car en cas d'inflammations, le besoin énergétique cellulaire est accru : les mitochondries travaillent déjà à plein régime. Cette surproduction d'énergie leur pèse et les affaiblit à la longue – elles se mettent en état de stress.**

4- Facteur de burn-out n° 4 : le syndrome d'hyperperméabilité intestinale

Peter T. a peut-être considéré ses problèmes d'intestin comme un petit désagrément, en réalité c'est un signe d'alarme de premier ordre. Pour en savoir davantage, plongeons à nouveau dans les profondeurs et rendons brièvement visite à notre système gastro-intestinal.

On appelle «métabolisme» ce processus pendant lequel le corps décompose les aliments en minuscules composantes chimiques pour les transporter là où cela est nécessaire, tout en éliminant parallèlement les «déchets». Vous en avez sûrement déjà entendu parler un nombre incalculable de fois ou vous avez lu des choses à ce propos, mais peut-être avez vous envie de vous y intéresser à nouveau – ne serait-ce que pour ne pas répéter inconsciemment les erreurs commises pas Peter T...

Focus sur l'estomac et l'intestin

On appelle «métabolisme» l'ensemble des processus, passionnants et complexes, indispensables pour décomposer par exemple une pomme en substances élémentaires qui sont ensuite envoyées dans le cytoplasme de vos cellules.

L'estomac et l'intestin sont les pivots centraux du métabolisme. La bouche fait également partie de ce système d'organes, enroulé à l'intérieur de nous sous forme d'un tuyau élastique : lorsque nous mettons un bout de pizza, de la salade crue ou un biscuit dans notre bouche, nous commençons presque automatiquement à mâcher. Nous broyons la bouchée, savourons le goût, avalons – et à partir de là, nous considérons déjà la nourriture comme «loin des yeux, loin du cœur». Mais la bouchée, plus ou moins bien prémâchée, n'entame son grand voyage qu'à cet instant précis. C'est là qu'elle entre pour la première fois en contact (par la salive) avec les substances chimiques qui assurent activement le processus du métabolisme dans le système gastro-intestinal. Pour mieux pouvoir l'expliquer j'ai trouvé un exemple que j'ai séparé en «petites bouchées».

Pièce par pièce

Imaginez la totalité du système gastro-intestinal comme un hall tout en longueur dans lequel rien n'est monté, mais tout est démonté. Comme si notre chyme (bouillie alimentaire) était lentement mais sûrement divisé en toutes ses composantes – pareil à une voiture que l'on désassemble pièce par pièce, jusqu'à ce qu'il ne reste plus que la ferraille inutilisable.

– La nourriture est d'abord parquée dans l'estomac, puis elle est poussée dans l'intestin par petites quantités. Dans ses principales cellules, il se forme **l'enzyme pepsine**, divisant les albumines alimentaires en pièces digérables. Les graisses et hydrates de carbone traversent encore l'estomac sans obstacles. Soit dit en passant, l'estomac est un «tueur» à nos ordres : son système glandulaire produit en totalité deux litres d'acide chlorhydrique et de pepsine, le suc gastrique. La plupart des bactéries et autres agents pathogènes ne survivent pas à cette rencontre avec l'acide chlorhydrique.

– La première étape après l'estomac est **le duodénum**, long d'environ 30 centimètres. Il fonctionne comme un bassin dans lequel les grandes glandes digestives, le foie, la vésicule biliaire et le pancréas font «pleuvoir» toutes les substances auxiliaires produites exprès pour pouvoir retravailler la bouillie alimentaire qui passe lentement. Ces liquides auxiliaires comme la bile détachent les premières composantes chimiques. Pour rester fidèle à l'exemple de la voiture : à cette étape le vernis serait détaché, les vitres enlevées et les pneus démontés.

- À partir de là, la bouillie est transférée dans **l'intestin grêle** où les équipes de démontage s'affairent en grand nombre. Les premières pièces détachées sont transférées à la muqueuse intestinale. C'est également dans l'intestin grêle, riche en cellules productrices d'hormones, qu'est fabriquée la sérotonine, l'hormone du bonheur. Par ailleurs, il fonctionne comme une sorte de poste de séchage, car c'est ici que l'intestin retire 80 pour cent de l'eau contenue dans la bouillie alimentaire.

- Puis, dans le gros intestin on attaque pour de vrai : c'est l'endroit où se trouve notre **flore intestinale composée d'une multitude de micro-organismes comme les bactéries, les organismes unicellulaires et les virus.** Ici vivent plus de 400 sortes de bactéries avec une population considérable d'individus atteignant le poids incroyable d'un demi-kilo. Elles se ruent sur le reste de la bouillie alimentaire pour tout décomposer, jusqu'à ce qu'il ne subsiste que des éléments non digestibles. Parallèlement, le reste d'eau est retiré et remplacé par du mucus pour permettre à la masse de glisser.

La dernière étape de la bouille alimentaire est le système du sphincter. Lorsqu'elle est arrivée à ce stade, nous en prenons à nouveau conscience : nous allons aux toilettes lorsque nous ressentons une certaine pression.

Pourquoi un intestin en bonne santé est si important

Si vous vous posez la question de savoir où vont tous ces éléments dissous, vous avez compris de quoi il s'agit : le miracle de l'intestin est la muqueuse qui l'habille de l'intérieur. Son incroyable surface globale est de 400 à 500 m² et elle est fortement pliée, surtout dans l'intestin grêle. Elle est en quelque sorte « la mère du métabolisme » et elle a fort à faire :

- Sur sa surface intérieure, elle absorbe les nutriments et les substances vitales décomposés pour les transporter vers l'extérieur – l'extérieur de l'intestin se trouvant dans la région abdominale. À cet endroit, ils sont transférés dans le flux sanguin et la lymphe qui passent en continu. Le sang repart avec sa cargaison et la transporte jusqu'aux cellules.
- De plus, l'intestin a une fonction protectrice, car il comprend certaines filiales importantes de notre système immunitaire. Une partie d'entre elles se situe dans l'intestin grêle : la paroi de l'appendice est riche en vaisseaux lymphatiques, ce qui fait de lui un organe de défense et de lutte contre les intrus. Le tissu lymphatique, composé d'une multitude de ganglions dans la muqueuse, joue un rôle important dans la défense contre les virus, les bactéries et les toxines nocives.

Vous voyez : lorsque l'intestin est en bonne santé, il peut pleinement utiliser ses capacités pour nous maintenir en forme. Parler d'un intestin « paresseux » est tout bonnement effarant ! Mais l'intestin nous abandonne parfois : il tombe malade. Et qu'est-ce qui détériore notre muqueuse intestinale ? Tout ce qui perturbe les bactéries intestinales : les antibiotiques, une mauvaise alimentation, les maladies infectieuses et les inflammations. **Un intestin ainsi affecté porte le nom de *leaky gut* (en français : intestin perméable) et on parle de syndrome d'hyperperméabilité intestinale.** Les symptômes sont la constipation, la diarrhée ou des flatulences et les conséquences sont considérables :

- l'approvisionnement en nutriments des cellules et des mitochondries devient faible. Une deuxième catastrophe s'ajoute à celle-ci : lorsque les muqueuses intestinales sont malades, des substances nocives comme les toxines ou les aliments non digestes atteignent l'intérieur de notre corps. Donc des substances qu'on devrait éliminer arrivent dans le sang, puis dans les cellules et les vaisseaux.

Prendre au sérieux les problèmes digestifs

Peter T. aurait pu comprendre qu'il endommageait son organisme à cause de ses problèmes de cœur, mais aussi de ses troubles digestifs. Ils sont un signe infaillible du fort affaiblissement de l'organisme.

En résumé, voici la chaîne des facteurs de dérèglement : une mauvaise alimentation engendre des troubles digestifs et de malabsorption jusqu'à l'acidose, un manque d'antioxydants et une auto-intoxication. Ce cercle vicieux est encore renforcé par la quantité de métaux lourds, d'insecticides, de pesticides, de fongicides et d'additifs dans nos aliments. Tout ceci aboutit à une sous-alimentation des cellules en oligoéléments, vitamines et aminoacides, et réduit l'efficacité des mitochondries.

Un système gastro-intestinal malade est la première étape vers le burn-out car, à partir de cet instant, les mitochondries ne sont plus alimentées de manière optimale par les substances vitales et se mettent en état de stress.

5- Facteur de burn-out n° 5 : les médicaments

Lorsqu'on a mal à la gorge, on suce une pastille ; en cas d'hypertension, on avale un comprimé ; lorsqu'on souffre de maux d'estomac, on espère qu'une pilule nous aidera : certains foyers disposent d'armoires entières remplies de médicaments, comme dans une pharmacie. De nos jours, nous avons une vision très positive des médicaments, étant donné que les remèdes modernes améliorent bien souvent notre santé, voire sauvent notre vie. Leur consommation en Europe de l'Ouest n'a jamais été aussi élevée ; à peine surpassée par les prescriptions médicales aux États-Unis, où toutefois le recours à un médecin est encore un « plaisir » privé hors de prix. Lorsque nous tombons malades, nous nous adressons à un médecin ou un praticien, confiants sur le fait qu'il y aura des médicaments et des thérapies pour nous aider. Néanmoins, il est surprenant de lire qu'en 2005, l'Allemagne était le troisième pays au monde en termes de consommation de médicaments !

Leurs effets sur le corps

Sans entrer dans le détail des effets hautement complexes des médicaments sur notre corps, on peut affirmer que chaque produit pharmaceutique – depuis les granules homéopathiques en passant par les gouttes à base de plantes jusqu'aux antibiotiques ou la chimiothérapie – a une influence sur le fonctionnement du corps. En dehors de leur action bénéfique sur le système immunitaire, la tension, les organes et leur fonction, on doit également prendre en considération les effets secondaires qui sont considérables sur (presque) toutes les notices. **Peu de gens pensent au fait que les organes responsables de l'élimination des « déchets corporels » doivent également traiter les « restes » des médicaments.** Il n'est pas étonnant de voir qu'en cas d'insuffisance hépatique et rénale aiguë, ce sont souvent les antidouleurs absorbés par les personnes concernées à haute dose et sur une logue période qui sont en cause : 30 pour cent de ces médicaments peuvent provoquer des réactions toxiques et allergiques, endommageant la membrane ou le métabolisme – et donc les mitochondries.

Quand les médicaments font des dégâts...

Grâce aux contrôles et aux tests incessants, menés par l'industrie pharmaceutique, et aux recherches dans ce secteur, nous connaissons très bien aujourd'hui les effets des médicaments sur les mitochondries. N'oubliez jamais que ce sont des bactéries qui mettent leurs facultés exceptionnelles à votre service. Des études (voir encadré page 123) ont révélé la réaction des mitochondries aux médicaments et les dégâts qu'elles subissent :

- **certains antibiotiques endommagent les mitochondries de manière collatérale, les médicaments ne faisant pas la distinction entre les « bonnes » et les « mauvaises » bactéries : en tuant partiellement la flore intestinale, elles abîment également les mitochondries ;**
- certains médicaments contre le cancer ou le VIH ont des conséquences sur l'efficacité des mitochondries ;
- l'aspirine entrave le flux des électrons dans les mitochondries ;
- les antibiotiques qui contiennent des aminolglycosides empêchent le doublement du génome bactérien, interrompant ainsi la production des informations génétiques à l'intérieur des mitochondries ;
- le médicament antidiabétique metformine interfère dans le cycle de l'acide citrique ;
- les bétabloquants provoquent du stress oxydatif.

Comme les toxines et les polluants environnementaux, les médicaments endommagent le corps de nos mitochondries, les mettent en état de stress et perturbent leur travail.

Les antibiotiques combattent toutes les bactéries – même les bonnes !

À l'université de Boston, l'équipe de James Collins a étudié les effets des antibiotiques sur nos mitochondries. Elle s'est posé la question de ce qui arrivait aux mitochondries – en tant que bactéries – quand le but même des antibiotiques est de tuer les bactéries. Les chercheurs ont administré des antibiotiques à des souris ; pendant quatre jours, il ne se passait rien : elles prenaient le médicament et les petites centrales d'énergie dans les cellules des rongeurs ont continué à travailler de manière parfaite et fiable. Puis, le quatrième jour, il y eut confirmation de ce que l'on craignait déjà : des troubles du fonctionnement des mitochondries ! Depuis cette expérience, nous savons que certains antibiotiques détruisent les ribosomes des mitochondries.

Ils ne laissent pas non plus indemnes les cellules : on a trouvé des traces de stress oxydatif sur le porteur du patrimoine génétique dans le noyau cellulaire, sur l'ADN donc, et également sur les composantes d'albumine et de graisse. Pire encore : chez les souris, on a assisté à une chute de la concentration de glutathion. Le glutathion fait partie d'une troupe spéciale d'antioxydants présents dans le corps, chargée de la captation de radicaux libres (voir page 157). Son taux dans les cellules baisse lorsqu'un trop grand nombre de radicaux libres détériore la cellule et qu'il est, par conséquent, obligé de fonctionner en continu. Lorsque les réserves de glutathion sont épuisées, la cellule est livrée sans protection aux radicaux d'oxygène.

Les résidus de médicaments dans l'environnement

Et ce n'est pas tout : non seulement on retrouve les restes de médicaments de façon pérenne dans notre corps, mais on en absorbe de surcroît tous les jours sans le savoir et de plus en plus – par l'eau potable ! Des études sur l'eau dans les rivières, les fleuves, les lacs, la nappe phréatique et l'eau du robinet montrent qu'elle contient, depuis à peu près le milieu des années 1990 une quantité croissante de médicaments et leurs résidus. D'où viennent-ils ? C'est simple, ils arrivent dans l'eau de traitement par nos sécrétions et celles de nos animaux (urine, excréments) et survivent, visiblement sans dommages, aux tentatives de purification dans les stations d'épuration. À cela s'ajoutent les comprimés et autres médicaments dont nous n'avons plus besoin et que nous jetons dans les toilettes plutôt que de les recycler de façon appropriée.

Prendre des médicaments sans réfléchir

L'erreur de Peter T. n'est pas d'avoir pris les médicaments qui lui ont été prescrits, c'est son attitude globale : il ignore les signaux de son corps. Il espère que les médicaments l'aideront à continuer à fonctionner, sans qu'il ait besoin de changer sa manière de vivre. Quelqu'un de très sévère pourrait dire qu'on est face à un abus de médicaments.

6- Le stress : déclencheur initial

On a beaucoup écrit sur le stress, et comme je ne veux pas vous ennuyer, je vais vous en donner ma propre définition suite à ma longue expérience de naturopathe. Laissez-moi décrire le stress comme une conjonction de deux éléments : un effort important, auquel vient s'ajouter le sinistre sentiment de peur. En effet, le stress s'installe uniquement lorsque la peur nous gagne, pendant que nous vivons une période tendue et difficile. Lorsqu'elle vient se mêler à un changement professionnel ou une prise en charge parentale, tout se resserre à l'intérieur de nous : les muscles se contractent, la tension monte et tous les symptômes de stress connus par les humains depuis toujours sont réunis.

Si vous êtes sensible, vous avez peut-être ressenti une boule dans votre estomac en lisant l'histoire dans laquelle Peter T. s'est empêtré...

Les évènements déclencheurs de stress scientifiquement reconnus sont :
- les traumatismes ou chocs, comme des expériences vécues pendant les guerres ou la mort d'un partenaire/parent/enfant ;
- le harcèlement ;
- la perte d'emploi ;
- une charge psychique ou physique forte et durable ;
- les disputes ou conflits installés dans la durée ;
- l'agitation, le « stress de l'agenda » ;
- les déceptions, les ruptures ;
- le sentiment de peur, le manque d'amour et de contact ;
- la pollution sonore ;
- les mauvaises conditions de logement ;
- les problèmes financiers ;
- les désirs ardents inassouvis et le chagrin.

Les peurs déclenchées par ces chocs graves et coups du destin sont différentes selon chacun. Mais toutes les personnes stressées n'ont pas forcément vécu un événement traumatisant, loin de là. D'où vient alors leur stress ?

Un phénomène omniprésent

Ces dernières années, notre charge de travail quotidienne a énormément augmenté et nous franchissons, tout comme Peter T., **sans arrêt nos limites.** On arrive forcément à un surmenage psychique et physique si, en retour, il n'y a pas de compensation et de repos. Même si ce phénomène est compréhensible et très répandu, on est en droit de se poser cette question : pourquoi tout le monde se sent stressé et personne n'agit pour y remédier ?

Les raisons se trouvent dans notre manière de vivre, dans l'état global de notre société. Qui aime admettre qu'il est dépassé ? Personne, car nous identifions les symptômes de stress à la faiblesse, nous ne voulons pas nous l'avouer et encore moins aux autres. Pourquoi ? Vous connaissez la réponse : nous devons fonctionner dans notre travail sans flancher sous peine d'être exclu. Mais **il est important de comprendre et d'accepter d'avoir des problèmes pour pouvoir les résoudre.**

Quand le stress prend le dessus…

Nous continuons à suivre le même rythme au lieu de prendre en charge les problèmes, nous sommes surmenés et ignorons les symptômes corporels qui vont en s'aggravant, comme les maux de tête et de dos, les troubles du sommeil et les inconforts gastro-intestinaux, etc. Nous entrons dans un cercle vicieux, une spirale qui nous tire de plus en plus vers le bas.

– Le remède le plus simple semble être le recours aux médicaments. Si vous êtes déjà passé par là, vous savez que vous courez le danger d'un transfert des problèmes au niveau psychique, même si les symptômes physiques ont peut-être disparu.

– Le manège du stress nocturne se met en route et de nombreuses personnes réagissent par une nouvelle incursion dans l'armoire à pharmacie : on prend des calmants et des psychotropes pour pouvoir continuer à «fonctionner». Mais comme la cause n'a pas été éliminée, le corps s'habitue aux médicaments et la dose est augmentée pour obtenir l'effet escompté. À la lecture de la notice de ces produits, on sait ce qu'ils déclenchent dans les pauvres corps stressés : on prend connaissance des modifications de la formule sanguine, des problèmes cardiaques, des prises de poids, des pertes de l'élan vital, des lésions hépatiques jusqu'aux troubles de la perception...

– Le niveau de tension augmente et nous voilà au début du dernier acte, le plus décisif, car le stress se transforme en autre chose : la personne tourmentée quitte lentement son environnement social. En effet, à qui peut-elle parler de ses sueurs nocturnes, son épuisement au réveil, sa peur des exigences ? Si elle n'est pas vraiment bien entourée, elle se marginalise. Et les mitochondries ? On a découvert qu'en tant qu'organismes vivants, **ces petites centrales d'énergie réagissaient immédiatement aux chocs.** Leurs valeurs sont négatives lorsqu'une mauvaise nouvelle ou une peur soudaine viennent ébranler leur « propriétaire ». Quand cet état grave perdure pendant un certain temps, leur fonctionnement est manifestement perturbé ! Au stress s'ajoute alors une faiblesse physique grandissante, causée par l'affaiblissement des mitochondries (voir groupe électrogène de secours, pages 133 et 134).

La naissance des dépressions...

Une personne en pleine dépression se rend bien compte que son état est plus grave qu'un simple mal-être : elle perd sa joie de vivre et tout lui semble insurmontable. Parmi les symptômes typiques, on compte aussi le manque d'appétit et les troubles du sommeil, rendant impossible tout regain de force. On consulte un médecin qui sait que – mis à part les gènes et le surmenage réel – les neurotransmetteurs du cerveau jouent un rôle important. En cas de dépression, ils perdent leur équilibre et la sérotonine principalement, l'hormone « du bonheur » vient à manquer. Le médecin prescrit alors des antidépresseurs.

Depuis des années, la recherche se concentre sur une autre cause : le système immunitaire. Les chercheurs du monde entier font le lien entre les dépressions et les processus

...

···

inflammatoires, et ils ont déjà découvert les indices d'une corrélation entre les deux facteurs. Ainsi, les patients atteints de maladies immunitaires, comme la polyarthrite rhumatoïde ou le psoriasis, souffrent plus souvent d'une dépression. D'un autre côté, il est avéré que les personnes dépressives sont atteintes de maladies intestinales inflammatoires, d'allergies, d'asthme et de névrodermite.

Il n'a pas encore été clarifié si c'était une cause ou une conséquence : est-ce que ce sont les processus inflammatoires qui déclenchent la dépression ou l'inverse ?

On sait que le stress y est pour une grande part, car il provoque une activation permanente de notre système immunitaire. La mauvaise alimentation est également un facteur favorisant les inflammations, tandis que les fruits, les légumes et les acides gras oméga-3, ainsi qu'une nourriture riche en nutriments et de l'exercice régulier, permettent de les contenir.

L'obésité constitue un autre facteur de risque pour la dépression : surtout la graisse ventrale, qui stocke de nombreuses matières (cytokines) régulant la croissance et la différenciation des cellules. On les considère comme des facteurs de croissance et elles jouent un rôle important dans les réactions immunologiques et les processus inflammatoires.

7- Le burn-out – une maladie sociétale

Prenez exemple sur vous ou sur vos proches pour analyser le déroulement d'une journée typique : debout vers 6 heures, un petit-déjeuner rapide (ou pas), puis en route pour le travail, où il faut faire face à la routine quotidienne. À midi, il n'y a guère le temps pour un bon repas et une pause relaxante. Entre 18 heures et 20 heures, on rentre épuisé à la maison, où nous attendent les devoirs et les enfants qui ont besoin qu'on s'amuse un peu avec eux. Le diner prend souvent une place plus importante, mais en règle générale, il est trop tard pour se reposer vraiment, faire du sport, voir des amis ou tout simplement se relaxer. **Pour peu que l'on se couche tard, on se prive du programme de récupération dont le corps, l'esprit et l'âme ont besoin,** et cela davantage encore en cas de stress.

Quelle est la place du repos avec ce style de vie ? **Il suffit du moindre imprévu – plus les peurs qui se réveillent – et on arrive aux limites de ses forces. D'un point de vue médical, on parle d'un syndrome de la fatigue chronique, qui menace une majeure partie de la population.**

Existe-t-il une certaine prédisposition ?

Rien que ces quelques facteurs représentatifs de notre vie moderne montrent que, pour la plupart d'entre nous, nous sommes constamment à la limite du stress, voire en plein dedans. Il se transforme en fatigue chronique par un processus lent qui prend fin uniquement lorsque ce syndrome apparaît sous une de ses deux formes de base : la dépression ou le burn-out. Ce dernier survient en règle générale suite à un surmenage à long terme.

D'un point de vue statistique, un citoyen sur cinq succombe une fois dans sa vie à une dépression. Néanmoins les deux maladies sont « sœurs » et la direction que prend le syndrome de fatigue chronique dépend de l'histoire personnelle de chacun. Voici quelques questions concernant les facteurs déterminants :

– s'agit-il « uniquement » de surmenage ? ;
– y a-t-il en plus du stress dans la vie personnelle ? ;
– la personne souffre-t-elle d'un manque de reconnaissance ? ;

- la vie se transforme-t-elle en une confrontation négative permanente avec le quotidien, les collègues ou les supérieurs hiérarchiques ? ;
- à quel point les peurs d'un rejet ou d'un échec se développent-elles ? ;
- la personnalité est-elle principalement plutôt «tendue», crispée et pleine d'idéaux et d'ambitions ? ;
- quelle est la capacité de résilience, à savoir de résistance d'un individu ?

Vous voyez que le syndrome de fatigue chronique est une maladie à facettes multiples : elle se manifeste physiquement, psychiquement et émotionnellement. Mais peu importe la forme qu'elle prend, les abus sur la santé qui ont perduré pendant des mois, voire des années se reflètent toujours dans l'état des mitochondries. Finalement, **la mauvaise alimentation, le manque d'exercice, les inflammations non traitées, un éventuel syndrome d'hyperperméabilité intestinale et le stress s'additionnent pour déboucher sur une crise d'énergie élémentaire des mitochondries, en bref: le dysfonctionnement mitochondrial.**

8- Burn-out –
les mitochondries en détresse

Résumons encore une fois ce qui se passe pendant le développement d'un burn-out du point de vue des mitochondries, pour expliquer pourquoi, au bout du compte, ces bactéries tombent d'autant plus malades que la personne se trouve au bout de ses forces – et comprendre comment les deux sont liés.

Le déclin physique en amont

Il existe quatre facteurs néfastes à long terme pour les cellules et les mitochondries :
- une mauvaise alimentation prive les cellules des éléments constitutifs dont les mitochondries ont besoin pour le fonctionnement optimal de la chaîne respiratoire ;
- les graisses trans sont intégrées dans la membrane des mitochondries : ces parties de la membrane ne produisent plus d'énergie ;
- le manque d'exercice fait diminuer le nombre de mitochondries ;
- **les inflammations dans le corps (maladies chroniques/allergies, etc.) entraînent une augmentation de la production d'énergie des mitochondries, ce qui les affaiblit et les surmène à long terme.**
- Un intestin malade laisse passer des substances hostiles à l'intérieur du corps.
- Lorsqu'une majorité de radicaux libres se forme dans les cellules, le métabolisme est soumis au stress oxydatif et le travail des mitochondries est affecté (voir page 62).
- En cas de stress nitrosatif quand le corps produit trop de monoxyde de carbone (voir pages 75 et suivante), le métabolisme d'oxygène des cellules change : elles commutent en mode fermentation pauvre en énergie.

La crise d'énergie mitochondriale

Lorsqu'on est en état de stress tous ces facteurs sont décuplés, car le corps a besoin davantage d'énergie et les mitochondries déjà impactées essayent d'en produire encore plus, jusqu'à ce qu'elles soient aussi bloquées et épuisées que nous. On imagine aisément la suite : une personne pauvre en énergie arrive encore moins à maîtriser son quotidien. Le stress ressenti augmente… et elle finit par s'effondrer – avec un diagnostic de burn-out.

Lorsque la chaîne respiratoire est rompue

Au niveau biochimique (vous pouvez le relire en détail aux pages 45 et suivantes) il se passe la chose suivante – et cela explique pourquoi les mitochondries ne sont pas en mesure d'accomplir leur tâche et qu'elles tombent malades : elles sont affectées par la sursollicitation du corps. Elles ne réussissent plus à exécuter la chaîne respiratoire ayant lieu dans la membrane intérieure. Par conséquent, les mitochondries peuvent produire l'énergie nécessaire aux cellules sous forme d'ATP uniquement au ralenti et en petite quantité. Cela ralentit toutes les fonctions du corps et l'endurance, ainsi que la robustesse, diminuent.

Le manque d'énergie dans la cellule

Souvenez-vous : la chaîne respiratoire fonctionne comme une ronde permanente.

Au lieu d'enfants, ce sont les phosphates qui se tiennent la « main » : ils sont positionnés par paires d'ADP (diphosphate d'adénosine) avec un autre « enfant » (un phosphate seul), pour former un groupe de trois, le triphosphate d'adénosine (ATP). Assez rapidement, la paire se sépare de ce troisième élément de phosphate et crée ainsi à nouveau du diphosphate d'adénosine (ADP) ainsi que, par une réaction de gaz détonante, la véritable énergie.

Lorsque les mitochondries ne peuvent plus effectuer ce cycle de la chaîne alimentaire, cela signifie qu'il y a trop de paires de deux et pas suffisamment de paires de trois. D'un point de vue énergétique, on est en face d'un état de manque alarmant, car la paire d'ADP ne contient que deux phosphates énergétiquement faibles. Et même l'ADP existant n'est pas stable : les deux éléments de phosphate sont encore divisés, de manière à former beaucoup d'adénosine-monophosphates (AMP), plantés là comme des «enfants uniques». À ce stade, la crise énergétique de la cellule est à son comble, car le corps ne peut pas régénérer l'AMP : il est éliminé avec l'urine et perdu à tout jamais.

Dans cette situation – même si cela semble étrange – un burn-out ou une dépression sont encore un moindre mal. **Des mitochondries non opérationnelles préparent le terrain à des maladies très diverses,** mais néanmoins graves comme la démence, Alzheimer, la maladie de Parkinson, l'épilepsie et la schizophrénie, le syndrome de fatigue chronique (SFC), le trouble déficitaire de l'attention/hyperactivité (TDAH) et d'autres problèmes de concentration, le diabète sucré, le syndrome métabolique, l'accident vasculaire cérébral, l'athérosclérose, l'intolérance alimentaire, les allergies, la névrodermite et bien d'autres encore.

Tout ceci n'est pas obligatoire, vous avez de très nombreuses possibilités de prévenir un burn-out. Dans le chapitre suivant, je souhaiterais vous donner des conseils et des idées pour une vie saine et remplie, tout en renforçant vos mitochondries en prenant en compte l'alimentation, le moyen de subsistance de nos mitochondries.

Le groupe électrogène de secours

Le gaz NO (stress nitrosatif, voir pages 75 et suivante), ainsi qu'un trop plein de radicaux libres peuvent surcharger la capacité de désintoxication du corps et empêcher le métabolisme d'oxygène normal dans les cellules. Si on ajoute à cela un manque de nutriments vitaux ou si le corps est totalement dépassé par les toxines environnementales, les métaux lourds ou les micro-organismes infectieux, la cellule commute sur le métabolisme de fermentation (glycolyse anaérobie) – une sorte de groupe électrogène de secours. Ainsi, l'ATP est produit sans oxygène à partir du sucre – et même sans «radicaux pénibles». Mais ce processus nécessite 18 fois plus de sucre qu'en temps normal et le lactate, un déchet gênant de la glycolyse anaérobie, sature le corps en acides. À long terme, ces effets secondaires peuvent provoquer

•••

...

des maladies chroniques comme l'immunodéficience, le burn-out et même le cancer. Pour les cellules restées «accrochées» pendant ce métabolisme, la mort cellulaire naturelle, l'apoptose, n'a pas lieu et elles commencent à se séparer de manière incontrôlée.

Mais lorsque nous soutenons notre corps, et donc nos cellules, par des nutriments de qualité comme les aminoacides, les phytonutriments, les composés soufrés, les vitamines, les minéraux et oligo-éléments, nous pouvons inverser ces permutations.

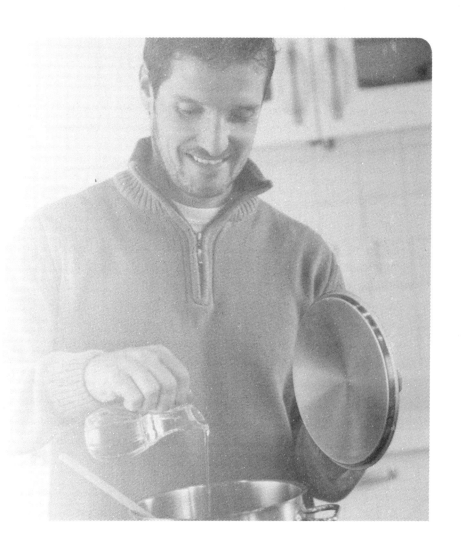

5ᴱ PARTIE
De l'aide par l'alimentation

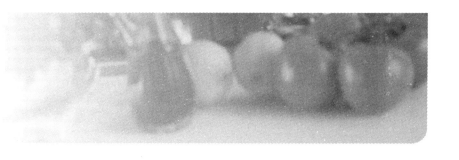

Selon les chercheurs, nous utilisons environ la moitié des calories ingérées quotidiennement pour la fabrication de la molécule ATP, afin de produire de l'énergie. À première vue cette quantité semble étonnante, mais si on considère à quel point les processus dans notre corps dépendent du travail des mitochondries cela paraît logique. Au cours des deux derniers chapitres, nous avons vu l'impact négatif de la mauvaise alimentation sur notre corps, je voudrais maintenant vous montrer comment **soutenir vos petites centrales d'énergie en mangeant sainement.** Il est important de comprendre de quelle façon vous pouvez bénéficier au mieux des nutriments, des vitamines et des enzymes nécessaires.

1- Uniquement le meilleur

Votre voisine a perdu dix kilos grâce à son nouveau régime, à la caisse du supermarché des dizaines de magazines promettent le meilleur des conseils alimentaires, en pharmacie et chez le médecin les prospectus nous mettent en garde contre les conséquences de l'alimentation moderne de notre société d'abondance… Il y a de quoi être perdu ! Si vous voulez découvrir ce qui vous aide réellement, sachez qu'il n'existe pas de recette adaptée à 100 pour cent à chaque personne ! Nos prédispositions génétiques, nos besoins et surtout le spectre de ce qui nous fait plus ou moins de bien sont trop différents. Vous devez forcément vous y confronter et trouver une solution vous correspondant.

Il y a aussi une bonne nouvelle : vous pouvez découvrir quelle alimentation est la plus saine et la plus adaptée à vous et à votre situation de vie. Si, toutefois, vous souffrez déjà de problèmes gastro-intestinaux, de migraines ou de syndrome de fatigue chronique, vous devez vous faire aider à tout prix.

À chaque repas, à chaque bouchée, nous faisons un choix qui affecte notre bien-être. Ce n'est pas censé être stressant, la nourriture doit non seulement nous approvisionner en nutriments, mais procurer également du plaisir et de la joie de vivre. C'est agréable de lire les étiquettes pendant les courses et d'essayer de nouvelles recettes à la maison. Beaucoup de mes patients témoignent d'un élan de motivation lorsqu'ils sentent à quel point le changement alimentaire leur fait du bien.

Les différents types de métabolisme et leurs comportements alimentaires

Pour une alimentation saine, le «quoi» compte autant que le «comment». Mangez-vous souvent hors des repas ou sur le pouce ? Debout, le matin, parce que vous n'avez pas le temps ? Dans le métro, discrètement pour ne pas déranger les autres passagers ? Fouillez-vous dans votre cuisine pendant la nuit à la recherche de quelque chose de comestible ? Venez-vous juste de manger un yaourt, et maintenant vous avez envie d'un sandwich jambon-beurre ?

Au cours de mon activité professionnelle, j'ai rencontré un certain nombre de comportements typiques.

Ils révèlent des informations sur le type de métabolisme et les problèmes associés et se reflètent également dans l'apparence physique. Peut-être vous reconnaîtrez-vous dans l'une de ces descriptions.

Nous adaptons notre comportement alimentaire aux étapes de notre vie et à notre état psychique momentané, et selon, c'est l'un ou l'autre type de base qui s'impose. Pour rééquilibrer l'approvisionnement en énergie des mitochondries, nous pouvons agir en toute conscience selon la devise : « danger détecté, risque écarté ».

Les blessés

Ils mangent beaucoup, continuellement, plutôt en dehors des repas, car ils n'ont pas le temps de se poser. Autour d'eux, il y a toujours un bruit de froissement de papier, ils sortent constamment quelque chose de leur sac ou du tiroir, la porte de leur frigidaire s'ouvre et se referme en permanence. Lorsqu'on y fait allusion, les blessés répondent : « Mais, je ne mange jamais ! »

Le fait de manger est ici une manifestation de l'existence. La personne est blessée, vexée, mécontente, elle se sent incomprise et ignorée. Les problèmes de digestion sont programmés par avance et le trop-plein de calories se manifeste par une prise de poids au niveau des hanches et du ventre et divers problèmes de santé.

Il faut retrouver une humeur générale et une attitude de vie plus positive ; c'est du travail, car parfois les blessures et les peurs sont très profondes. La joie de vivre ne revient pas du jour au lendemain. L'acte de manger doit être organisé plus consciemment : planifier des repas à heures fixes et faire la cuisine tranquillement, en y prenant du plaisir, avec des aliments précautionneusement choisis.

Les zappeurs

S'alimenter est ici une préoccupation tellement mineure que les zappeurs oublient de se nourrir et n'ont aucun rapport à la nourriture, ou alors ils ne savent plus ce qu'ils ont mangé il y a une demi-heure – et ont à nouveau faim. Ils perdent complètement la notion des quantités qu'ils consomment et se retrouvent par conséquent en surpoids. Dans les deux cas, leur problème est la constipation.

Les difficultés à affronter des tâches désagréables doivent être soulevées. La prise de conscience est le maître mot pour ces rois du refoulement : **l'alimentation doit reconquérir sa place de source de vie**. Ici aussi, les repas à heure fixe sans distractions comme la télévision, la lecture de journaux ou les smartphones sont recommandés.

Les agressifs

Ce type est fatiguant pour son entourage. Belliqueux et mordants, les agressifs critiquent tout et tout le monde : ils sont difficiles à satisfaire. Ce n'est pas étonnant qu'ils passent également la nourriture au crible – à la maison comme à l'extérieur. Ces personnes sont à la recherche des défauts chez les autres par peur de s'avouer les leurs. Malgré leur minceur et un type physique plutôt discret, ils souffrent d'une série de problèmes cardio-vasculaires et de métabolisme, souvent associés à un comportement addictif et d'abus d'alcool.

Dans ce cas, la règle d'or est de se relaxer, de savourer, de se détendre. L'exercice physique et les techniques de gestion du stress font partie de la thérapie. **Les agressifs doivent prendre leurs repas aussi souvent que possible en compagnie de personnes qu'ils apprécient.** Les ateliers de cuisine sont parfaits pour eux. Les aliments fermentés et acidifiants sont à éviter de manière générale.

Les compteurs de petits pois

En toute sincérité, on devrait employer ici le féminin, car ce sont surtout les femmes fuyant les calories qui sont susceptibles d'adopter un comportement peu sain pour l'esprit et le métabolisme. L'alimentation, voire son refus, devient un combat que les compteurs (compteuses) de petits pois gagnent haut la main grâce à leur discipline. La peur de prendre un gramme provoque de sérieux troubles comportementaux; la carence en nutriments essentiels a des conséquences plus graves que l'on imagine.

Certaines femmes deviennent des compteuses de petits pois parce qu'elles se sentent **impuissantes** et qu'elles ont le **sentiment de pouvoir exercer un contrôle uniquement à travers la nourriture**. Une thérapie peut aider à retrouver davantage de confiance et permet d'apprendre à lâcher prise. En cas de troubles alimentaires graves, elle est inévitable pour briser cette carapace de peurs et de déceptions. Lorsque c'est moins sérieux, un regain de plaisir peut être profitable. Le retour de la joie de vivre est la clé et ceci inclut le plaisir sous toutes ses formes. Les techniques de relaxation, une prise en charge sensuelle de son corps, la danse, le yoga ou les saunas peuvent contribuer à un relâchement général.

Davantage de substances vitales dans les aliments

Nous savons tous que la saucisse-frites, les chips et les gâteaux à la crème ne peuvent pas être sains, mais il nous appartient de choisir à quelle fréquence nous nous adonnons à ces «petits pêchés» et d'opter pour des alternatives plus saines au quotidien. Pour cela, nul besoin de devenir nutritionniste ou d'avoir recours à des tableaux compliqués. Le principe de base d'une alimentation riche en substances vitales, donc essentielle, a trois aspects:

- autant de fraîcheur et de naturel que possible – ce qui veut dire: éviter au maximum les produits industriels et trans-formés (les soupes préparées, les pâtisseries emballées, la charcuterie…)!;
- cuisiner vous-même le plus souvent possible!;
- une alimentation aussi diversifiée que possible!

Vous n'avez pas besoin d'être un grand chef pour préparer des vinaigrettes, des bouillons ou autres. N'utilisez pas par confort les sachets et les boîtes, évitez les fast-foods et les plats préparés contenant des calories inutiles, des exhausteurs de goût, des conservateurs, ainsi que des fructoses dangereux (voir pages 164 et suivante). Ceci inclut la plupart des sodas «tendance». Procurez-vous des recettes alternatives rapides et faciles à faire. La purée de pommes de terre, les pâtes à gâteau, les smoothies et même la confiture sont beaucoup plus simples à faire que l'on ne croit.

Donnez la priorité aux fruits et légumes frais, en provenance de cultures biologiques près de chez vous et faites également attention à la provenance de la viande, du poisson et des œufs.

L'alimentation par la lumière

D'après le biophysicien Fritz Albert Popp, la lumière nous fournit notre énergie de base. Pendant la photosynthèse, les plantes au début de la chaîne alimentaire produisent non seulement l'oxygène que nous respirons, elles transforment aussi la lumière du soleil en sucre pour leur propre alimentation. Au cours de ses expériences, le professeur Popp a démontré l'importance des fréquences lumineuses pour le bon développement des plantes. Elles transmettent ces bio-photons fortifiants aux animaux et aux humains. Selon le professeur Popp nous ne sommes ni végétariens, ni carnivores, mais «aspirateurs de lumière». À travers l'alimentation, nous stockons les photons du soleil et les fréquences lumineuses dans nos cellules. En toute logique, ceci implique de manger une nourriture peu transformée et la plus naturelle possible – le professeur Popp recommande avant tout les crudités. Un jour, nous ferons peut-être nos courses en choisissant nos aliments avec un appareil de poche ou une appli mesurant la quantité de biophotons. Les aliments traités industriellement, dénaturés et donc «morts», toujours selon Popp, ne nous procurent pas d'énergie, ils sont au contraire nocifs pour notre organisme.

2- Les nutriments essentiels pour les mitochondries

De quels éléments les mitochondries ont-elles besoin pour leur travail ? Des nutriments essentiels comme les vitamines, les minéraux, les oligo-éléments, les acides gras «sains», les protéines et les hydrates de carbone. Ces matières premières sont puisées en permanence dans la nourriture, transformées et ensuite retraitées sous différentes formes. À cela s'ajoute l'oxygène et bien sûr l'eau, un élément clé.

La meilleure source de vitamines : les légumes

Les légumes sont la principale source d'oligo-éléments, de vitamines et de minéraux comme le potassium, le calcium et le magnésium. À l'inverse des céréales, ils contiennent moins de calories, pas de graisses et offrent une multitude de goûts. Ils peuvent être affectés par l'environnement ou les pratiques agricoles, mais en achetant bio on arrive à limiter les dégâts.

Une alimentation saine est variée, basée sur les légumes – cuits, à la vapeur, crus ou agrémentés d'un filet de bonne huile. Pour l'estomac et les intestins, les légumes et fruits pauvres en amidon sont recommandés, par exemple le chou-fleur, les oignons, les poivrons, les brocolis, les aubergines, les courgettes, les carottes, le céleri ou les tomates.

Que de délicieux plats peut-on préparer rien qu'à partir de cette liste ! Pensez à associer le plus de couleurs possibles dans une journée ou au cours d'un seul repas : rouge, jaune, orange, vert. En effet, les colorants naturels sont un bon indicateur des nutriments et des vitamines contenus (voire aussi polyphénols, page 167). Là encore, il peut être utile de faire un test alimentaire individuel pour vérifier si vous avez une intolérance à certains légumes et si vous pouvez en déguster d'autres en toute conscience. **Ce n'est pas une question de goût mais de santé, car les allergies sont un poison pour les mitochondries!**

Le meilleur des crudités et du wok

– Ce n'est pas surprenant, parmi les légumes, les carottes ont la teneur en bêta-carotène la plus élevée, leurs autres substances nutritives ne sont pas très spectaculaires. Consommez-les de préférences râpées avec un filet d'huile, mélangées aux pommes, à la vapeur en combinaison avec des légumineuses, ou en purée pour les régimes et les soupes.

– La chicorée, la salade, la roquette et l'oseille sont riches en potassium, la roquette en calcium et l'oseille en vitamine C. Mais il n'est pas recommandé d'en consommer pendant une trop longue période, car elle contient beaucoup d'acide oxalique.

– Les pousses d'épinards sont délicieuses en salade. Elles accompagnent également parfaitement l'ail, le poisson et les volailles, tout comme les céréales complètes et les légumineuses. Les épinards contiennent beaucoup de minéraux (potassium, calcium, magnésium), du zinc et des vitamines. Malheureusement, lorsqu'ils proviennent de l'agriculture conventionnelle leur teneur en nitrates est élevée.

– Au printemps, le pissenlit sans tiges en salade est un excellent fournisseur de potassium, calcium, magnésium, bêta-carotène, folate et vitamine C. Déjà nos ancêtres savaient que le pissenlit stimulait le métabolisme.

– Les jeunes feuilles d'orties, qu'on trouve avant l'été, ont un effet bénéfique sur la santé. Elles contiennent

330 milligrammes de vitamine C pour 100 grammes et sont riches en calcium et en substances minérales.

- Le poivron rouge offre mille vertus en cuisine ; il est savoureux sous toutes ses formes. Cru, il va parfaitement avec les sauces et tartinades faites maison, avec la salade et les herbes fraîches accompagnées de chou-fleur et de chili.
- Le brocoli contient beaucoup de vitamine C (95 milligrammes pour 100 grammes). On devrait l'apprécier rien que pour cela. Il se cuit rapidement et se marie avec beaucoup d'aliments.
- Le chou vert se distingue par sa haute teneur en bêta-carotène, acide folique et vitamine C. Essayez de nouvelles recettes sans trop le cuire.
- Les haricots verts, le poireau et le chou de Bruxelles sont également de bonnes sources de folate.

Vous trouverez plus d'infos sur les vitamines à partir de la page 157.

Les épices : des remèdes naturels

Beaucoup d'herbes et de racines, appréciées de nos jours en gastronomie, sont utilisées depuis longtemps à des fins thérapeutiques. Prenez-en de la graine et **consommez-les le plus souvent possible.** Hachées menues, parsemées sur les plats ou mélangées à la vinaigrette, les herbes déploient aux mieux leurs bienfaits.

- L'ail des ours, le persil, le romarin, le cresson et la sauge sont particulièrement riches en minéraux et vitamines.
- La mélisse citronnée et la menthe avec leur mélange particulier d'huiles essentielles ont un effet apaisant sur l'estomac et sont délicieuses en tisane.

En résumé : les substances bioactives

Ce terme regroupe tout ce qui ne fait pas partie de la famille des nutriments essentiels, comme les fibres et les substances végétales secondaires. Ces dernières sont tout sauf secondaires en ce qui concerne la santé des mitochondries : parmi plus de 60000 substances végétales secondaires, on compte le bêta-carotène et les polyphénols qui jouent un rôle important dans la lutte contre les radicaux libres (voir page 168).

La meilleure source de vitamines : les fruits

Il n'existe pas de bons ou de mauvais fruits – il faut juste éviter de consommer des fraises en hiver en provenance de pays lointains, ou d'autres «péchés écologiques». On trouve les meilleurs nutriments, au vrai sens du terme, dans les fruits frais du jardin ou du marché et ils ont, en règle générale, également meilleur goût. Pour les fruits exotiques (par exemple les bananes) préférez ceux labélisés commerce équitable et choisissez des fruits mûrs, mais pas en sur-maturité. Malheureusement, certaines personnes tolèrent mal les fruits (voir intolérance au fructose, pages 164 et suivantes), pour d'autres en revanche ils représentent une merveilleuse alternative, pauvre en calories et graisses, aux sucreries fabriquées industriellement.

En haut de la liste, on trouve en été les baies pleines et mûres à déguster de préférence crues et telles quelles.

– Mangez les pommes en entier, le trognon et la peau sont gorgés de vitamines et de minéraux (potassium, magnésium, phosphore, fer). Les acides de fruits spéciaux stimulent la digestion, la pectine fait baisser le taux de cholestérol et rassasie bien. Les pommes ont une forte teneur en antioxydants, flavonoïdes et caroténoïdes.

– Les raisins, surtout les rouges, sont certes caloriques (70 calories pour 100 grammes), mais ils se distinguent par une grande quantité de substances végétales secondaires (resvératrol et OPC – procyanidine oligomères), dont l'action au niveau de la protection cellulaire est précieuse. Par ailleurs, ils font baisser le taux de cholestérol, préviennent les maladies cardio-vasculaires et contiennent du potassium ainsi que des fibres naturelles, à condition de les déguster avec les pépins et la peau.

– En hiver, les agrumes représentent une bonne source de vitamines C, B, de calcium et de potassium. Un jus de fruits pressé est excellent pour commencer la journée, et quelques gouttes de jus de citron pimentent également de nombreux plats, les salades et l'eau potable.

Les protéines : source de force

Les protéines comme la cytosine et la thymine sont des composantes indispensables pour le renouvellement cellulaire et la construction des muscles, des organes et de la peau. Les protéines absorbées dans les aliments sont composées de 20 aminoacides différents, soigneusement désassemblés par les organes digestifs et transportés à destination. Les aminoacides superflus sont directement disponibles en tant qu'énergie. Mais les protéines ne sont pas toutes bonnes pour tout le monde ! Un test alimentaire pourra déterminer lesquelles vous conviennent et couvriront vos besoins spécifiques.

Les sources de protéines recommandées

La quantité normale de protéines pour un adulte est autour de 0,8 gramme par kilogramme de poids corporel : pour une femme pesant 60 kg cela représente 48 grammes par jour. Cette quantité est très vite atteinte, car beaucoup de fromages par exemple sont très riches en protéines; en réalité il s'agit moins de quantité que de qualité.

Les protéines végétales ne sont pas aussi «exploitables» que les protéines animales, mais elles représentent sous pleins d'aspects une alternative plus saine. Les céréales nous offrent en même temps des hydrates de carbone complexes, de précieux minéraux et autour de 15 grammes de protéines en moyenne. Mais là encore la prudence est de mise! Notre aliment de base, le pain, est un pur «poison» pour beaucoup d'entre nous – faites vérifier à tout prix si vous avez une intolérance alimentaire aux céréales. Une fois détectée, le fait d'éviter telle ou telle céréale contribue à une substantielle amélioration de votre santé.

La plupart des légumes contiennent moins de trois grammes de protéines pour 100 grammes. Les légumineuses en revanche sont une bonne source végétale: les haricots, le maïs, le soja. En règle générale elles sont riches en hydrates de carbone complexes, en fibres et pauvres en graisses.

Les œufs, la viande et les produits laitiers nous livrent les protéines les plus exploitables. Ainsi, le pain complet avec du fromage à midi ou les pâtes au fromage sont de véritables concentrés énergétiques.

Conseil: les graines de potiron, de lin, de tournesol et les pignons de pin représentent de très bonnes sources de protéines et d'excellents rehausseurs de goût pour vos plats et salades. Les minéraux et les acides gras non saturés ont ici un effet positif; de plus les graines de lin contiennent beaucoup de fibres.

Pour et contre la viande

Les nutritionnistes continuent à affirmer que la viande nous fournit particulièrement des protéines de haute qualité biologique, néanmoins il n'est pas recommandé d'en consommer beaucoup. Notre métabolisme n'est pas préparé à ces quantités devenues de nos jours légion dans nos pays industriels.

Saviez-vous que rien qu'en Allemagne, on abattait 830 millions d'animaux par an (chiffres de 2013 hors poissons d'élevage)? Il n'est pas nécessaire d'être végétarien pour comprendre que ça ne peut pas être sain. Même les adeptes du paléorégime, inspiré des habitudes alimentaires des hommes préhistoriques, affirment que nos ancêtres mangeaient – hormis des crudités – certes une certaine quantité de viande, mais la qualité du gibier était tout autre que celles des produits contemporains. Les porcs, bovins et autres compagnons de misère vivent dans des exploitations d'engraissage, dans des conditions proches de la torture et sont gavés de nourriture enrichie en médicaments et hormones. À cela s'ajoutent sur nos assiettes les saucisses et pâtés traditionnels riches en graisse.

– Respectez, dans la mesure du possible, la provenance de la viande (élevage respectueux des animaux) et consommez davantage de viande blanche que de bœuf ou d'agneau.

– Introduisez deux fois par semaine le poisson: le saumon, le sandre, le cabillaud, la perche, la sole et l'aiglefin contiennent tous 18 grammes de protéines pour 100 grammes, moins de graisses et beaucoup de saveur.

– Remplacez d'autres repas à base de viande par des produits à base de tofu, de blé vert et de légumineuses. Les champignons sont pauvres en protéines et constituent un complément savoureux pour de nombreuses recettes.

– Encore une fois, déterminez à l'aide d'un test alimentaire quelles sortes de viande votre organisme arrive à bien traiter et lesquelles lui sont nécessaires pour pouvoir fonctionner au mieux.

Les graisses : vecteurs d'énergie

Nous n'avons besoin que de 80 à 90 grammes de graisse par jour, mais cette quantité est souvent dépassée dans nos sociétés. **Nous avons besoin d'acides gras pour la**

construction des membranes cellulaires, la formation des hormones et pour transporter les vitamines A et E, bénéfiques aux mitochondries.

Nous n'atteignons que trop rarement le mélange idéal et sain d'acides gras saturés, monosaturés et poly-insaturés. Le problème est que les graisses saturées, contenues dans les produits animaliers sont majoritaires dans l'alimentation quotidienne de nombreuses personnes – avec toutes les «maladies de civilisation» que cela entraîne.

– Les produits laitiers riches en graisses comme le beurre doivent être consommés avec modération. Le saindoux et la charcuterie grasse doivent rester exceptionnels.

– Vous trouverez des informations sur les graisses trans néfastes contenus avant tout dans les graisses hydrogénées de l'alimentation industrielle aux pages 110 et suivante.

– Conseil : les noix ! Ces petites «boules d'énergie» contiennent certes beaucoup de calories, mais aussi de précieuses graisses insaturées que l'on trouve rarement de manière aussi concentrée, sauf dans les graines de lin et les poissons gras. Mais qui a envie de grignoter un hareng ? Les noix sont un petit snack bien plus savoureux. Hachées, elles s'accommodent avec une multitude de plats et les huiles de noix sont également recommandées dans le cadre d'une alimentation saine.

Les huiles végétales recommandées

Alors que nous devons rester vigilants quant aux graisses cachées dans les plats préparés, nous pouvons gérer notre utilisation d'huiles végétales de haute qualité nutritive lorsque nous cuisinons et préparons nos salades. Voici les huiles contenant des combinaisons d'acides gras particulièrement précieuses, elles nous réservent chacune également un petit bonus :

– l'huile d'olive contient des acides gras mono-insaturés, de la vitamine E et des polyphénols ;

- l'huile de germes de blé est particulièrement riche en vitamine E ;
- l'huile de colza et l'huile de soja renferment de l'acide linoléique, des acides gras saturés, insaturées et polyinsaturés ;
- l'huile de pépin de raisin et l'huile de carthame ont la teneur la plus élevée en acide linoléique, suivies par l'huile de chanvre, de soja, de germes de blé, de tournesol, de colza et de lin.

Les principaux fournisseurs d'énergie : les hydrates de carbone

Les hydrates de carbone sont notre source d'énergie numéro 1. Ils ont mauvaise réputation auprès des personnes qui veulent maigrir, car on les associe immédiatement aux calories ! C'est faux : **les hydrates de carbone ne sont rien d'autre que du sucre.** Les plus connus étant le glucose et le fructose, que l'on retrouve également sous l'appellation d'« amidon » dans les pommes de terre, les grains de riz et les céréales.

D'un point de vue chimique, les hydrates de carbone sont composés d'une suite de molécules de glucose complexes. Ils sont transformés sous de multiples formes en farines, pains et pâtes ; ces aliments de base sont populaires dans le monde entier, car ils rassasient vite, se préparent rapidement et les enfants les adorent ! Par ailleurs, ils restent assez bon marché et ce sont souvent les seuls aliments qu'on trouve en cas de pénurie alimentaire. Les hydrates de carbone deviennent un « problème » dans notre société d'opulence croulant sous les apports alimentaires. Comme souvent, notre estomac réagit sensiblement aux grandes quantités : un trop plein d'hydrates de carbones se transforme en coussinet adipeux, même si les repas n'étaient pas particulièrement riches en graisse.

Et l'abus d'hydrates de carbone a un effet négatif sur notre production d'insuline : la résistance d'insuline baisse en cas de surconsommation de sucre à long terme et nous finissons par développer du diabète type II ou « diabète de maturité ». Par ailleurs, les molécules de glucose lient les protéines dans tout le corps et les font s'agglutiner : par conséquent les vaisseaux sanguins se rigidifient et se déchirent plus facilement. **En résumé, nous avons besoin d'hydrates de carbone complexes pour nous livrer de l'énergie, des vitamines, des nutriments et des fibres.**

Les bonnes sources d'hydrates de carbone

– On trouve une grande quantité de glucides complexes et également de fibres dans l'amarante, le boulgour, l'épeautre, le maïs, les flocons d'avoine, les farines et flocons complets de blé et de seigle, le pain croustillant au seigle, les graines de Chia, de marron et de sésame.
– Les légumes, avec un taux de glucides significatif et peu de calories, sont les artichauts, les petits pois et les pois chiches, les panais, les patates douces, le maïs et, bien sûr, les pommes de terre et tous leurs produits dérivés.
– Il y a beaucoup de glucides complexes et de fibres – avec une teneur en calories moyenne – dans les haricots blancs, les pois chiches, les haricots rouges, les haricots de Lima, les lentilles, les haricots mungo et, pour le petit péché occasionnel, également le pop-corn.
– Conseil : le son de blé, riche en fibres et pauvre en glucides.

Au bout du compte, il n'y a qu'un test alimentaire pour vous indiquer si vous devez consommer des céréales et lesquelles sont adaptées à votre organisme. Les intolérances aux céréales augmentent de manière dramatique et il faut réagir à tout prix, car vous endommagez votre corps lorsque vous consommez les mauvaises céréales (par exemple en cas d'intolérance au gluten, page 162).

3- Un bilan énergétique équilibré

Les personnes comme Peter T. dans notre exemple (à partir des pages 106 et suivante) surchargent leur métabolisme et malheureusement notre corps ne possède pas de système d'alarme pour nous prévenir d'abus. Le stress, mais également l'inconscience et le confort nous conduisent à développer de mauvaises habitudes alimentaires. Le pire danger étant une suralimentation permanente et trop peu d'exercice physique pour compenser. **Nous ingurgitons des glucides, des protéines et des graisses comme si nous devions grimper quotidiennement une montagne ou porter de lourdes charges. Mais pourtant : beaucoup de gens ne veulent même pas monter des marches ou prendre le vélo pour aller travailler.** Si vous vous sentez un tant soit peu concerné, le prochain paragraphe est pour vous !

Réduire l'apport énergétique

Le «syndrome métabolique» (composé de quatre facteurs : l'obésité abdominale, l'hypertension, une certaine forme de dyslipidémie appelée «l'hypertriglycéridémie», plus une concentration élevée en glucose dans le sang ou une résistance à l'insuline) est la conséquence quasi inéluctable de la société d'abondance. Si vous souhaitez éviter cela, ou si vous voulez faire un travail sur vous en cas de diabète, de maladie cardio-vasculaire ou de surpoids, ne le reportez pas ; enclenchez le changement maintenant !

Tout lecteur attentif a bien compris qu'il ne s'agit pas simplement de maigrir, mais d'améliorer la qualité de l'alimentation à long terme. Donnez à votre métabolisme tous les nutriments dont il a besoin. Réduisez les plats préparés, les fast-foods et les snacks gras ou sucrés. Et même si on ne doit pas compter chaque calorie, en jetant un œil sur les chiffres suivants on prend bien conscience de l'excès calorique de certains de nos plats préférés. Pire encore, ce sont des «mauvaises» calories contenant beaucoup de composantes nutritives insuffisantes ou nocives.

Évaluer sa consommation d'énergie

Quel est mon besoin énergétique quotidien réel? On ne peut pas répondre de manière générale à cette question, l'apport quotidien varie selon l'âge, le sexe, la quantité d'exercice qui fluctue selon les métiers et les charges quotidiennes. Même au repos complet, nous dépensons de l'énergie pour le fonctionnement du corps: on part d'une base d'une calorie par kilogramme de poids corporel. Cela représente 1 680 calories pour une personne pesant 70 kg. À cela s'ajoute l'énergie nécessaire pour les différentes activités quotidiennes. Conclusion: **nous avons besoin de 2 000 à 3 000 calories pour une journée «normale».** Et si une personne ordinaire moyenne n'a pas absorbé davantage de calories, l'équilibre entre l'énergie nécessaire et l'énergie consommée est établie. L'équilibre du bilan énergétique est atteint.

Augmenter sa dépense énergétique

Le moyen le plus simple et le plus efficace pour accroître sa dépense énergétique est davantage d'exercice – autant par le sport que dans le quotidien professionnel ou familial. Car notre corps peut commencer à brûler de l'énergie et à atteindre un équilibre sain entre l'apport énergétique par l'alimentation (mesuré en kilocalories ou kilojoules) et la dépense, uniquement si nous faisons du sport ou que nous parcourons plus de 500 mètres par jour. Ce n'est pas si simple, mais c'est la seule façon d'atteindre un bilan énergétique équilibré.

4- Que faire en cas de dysfonctionnement mitochondrial ?

J'ai souligné à plusieurs reprises les dangers des aliments dénaturés et industriellement traités. Puis le stress au quotidien, la consommation de tabac et la prise de médicaments viennent s'ajouter aux petites et grandes erreurs nutritionnelles. Cela finit par s'accumuler, mais vous pouvez prendre consciemment les bonnes dispositions pour prévenir le syndrome d'hyperperméabilité intestinale et stopper les inflammations dans le corps avant que ne s'installent des troubles graves.

Nettoyer l'intestin

Pour un grand nombre de mes patients, **la purge intestinale est le premier pas vers un rétablissement de leur santé en profondeur**. Ce n'est pas pour rien que l'on considère notre intestin comme le «deuxième cerveau». Lorsqu'il va mieux, le métabolisme et les mitochondries peuvent à nouveau fonctionner. Si vous avez actuellement des problèmes de digestion, faites réaliser à tout prix un test alimentaire. Vous serez surpris de voir à quel point le fait d'adapter votre alimentation aux besoins de votre corps améliore votre état de santé et de bien-être : évitez ce qui lui nuit – mangez ce qu'il lui faut !

Éviter l'acidification

Contrairement à ce qu'on pourrait croire, l'acidification ne vient pas d'aliments acides, mais d'aliments acidifiants. Ce sont avant tout les protéines animales comme la viande, la charcuterie, le poisson, les œufs et paradoxalement les sucreries, les sodas sucrés (Coca), le riz, comme la plupart des produits à base de céréales et de farine blanche. Ils sont réduits et transformés en acides organiques, sulfuriques et phosphoriques par notre système digestif diligent. Mais si notre métabolisme est constamment assailli de nutriments acidifiants, il est obligé d'exploiter les substances minérales dont il a besoin pour la transformation. Notre métabolisme nécessite les deux – acides et bases – et les maintient en équilibre par un système tampon compliqué.

Vous pouvez prévenir une acidification au quotidien en adoptant certains comportements simples :
– mâchez bien, mangez lentement (!!!) et jamais sous stress ;
– réduisez globalement le café et l'alcool ;
– ne consommez que des fruits mûrs.

Attention aux additifs

Soyons honnêtes : sans additifs nous ne pourrions pas bénéficier de cette offre aussi vaste en produits emballés, hors saison et préparés à l'avance, que l'on trouve aujourd'hui dans chaque supermarché. Ils servent à conserver et à rehausser le goût (conservateurs, antioxydants), à stabiliser (pour que les produits restent appétissants et solides) et à améliorer la consistance (faciles à tartiner, résistants).

Cependant, les consommateurs attentent aujourd'hui légitimement et de plus en plus une information plus précise de ce qu'ils ingurgitent. Et même si les additifs utilisés sont généralement inoffensifs, leur quantité éveille les soupçons de beaucoup de personnes attentives à leur santé. C'est à vous de décider : lorsqu'en lisant la liste des ingrédients, vous vous demandez si un flan a vraiment besoin d'autant d'ingrédients comportant la lettre E, ne l'achetez pas ! Et si vous êtes allergique, la vigilance est toujours une bonne chose.

L'eau détoxifiante

L'eau est la base de notre vie et son choix mérite toute notre attention.

En France, l'eau du robinet est certainement meilleure que dans beaucoup d'autres pays, aseptisée, nettoyée et claire : nous pouvons être reconnaissants du fait qu'elle coule toujours à flot. Mais sur son chemin, elle rencontre des tuyaux anciens ou endommagés et subit beaucoup de pression. Vous pouvez obtenir une analyse de votre eau potable auprès des services publics (souvent disponible sur internet) ; elle vous donne les taux de sodium, potassium, nitrates, chlorure et bien d'autres encore.

Pour nettoyer et détoxifier le corps, je recommande une eau pauvre en minéraux.

Les sources de montagne en basse altitude fournissent une eau idéale : claire et naturellement enrichie en oxygène. Cette eau vivante n'est pas seulement fraîche en goût, elle élimine tel un aimant les matières résiduelles en soutenant ainsi le métabolisme dans son travail et elle protège l'estomac, l'intestin ainsi que les reins.

On trouve de l'eau de source minérale en bouteille sur le marché ; achetez uniquement des bouteilles en verre, les bouteilles en PET peuvent contenir des agents adoucissants qui laissent des traces dans l'eau.

Les capteurs de radicaux libres et les antioxydants

Pour compenser le processus de l'oxydation (voir pages 62 et suivante) nous pouvons utiliser les vitamines de manière ciblée. Notre alimentation nous en fournit une grande partie, mais en prenant de l'âge ou en cas de menace de dysfonctionnement mitochondrial la prise de compléments alimentaires peut s'avérer nécessaire. Parlez-en avec un professionnel pour éviter le surdosage.

Les meilleurs capteurs de radicaux libres sont les vitamines A, C et E, ainsi que le glutathion et les polyphénols, un groupe de substances végétales secondaires que j'aborderai plus tard.

La vitamine A et le bêta-carotène dans les fruits, les légumes, les œufs

Le corps transforme certaines provitamines (l'étape avant les vitamines) en vitamine A, dont fait partie également le bêta-carotène connu avant tout à travers les carottes. Les cellules ont besoin de vitamine A pour grandir et cette vitamine a par ailleurs un effet positif sur les os et les organes sensoriels, particulièrement les yeux. Elle assure la souplesse de la peau et des muqueuses.

Le poisson, les produits laitiers, la viande (le foie) et les légumes – en plus des carottes, citons aussi le brocoli, les épinards, les abricots et les tomates – nous approvisionnent également en bêta-carotène.

Une carotte moyenne suffit pour couvrir le besoin journalier de 0,8 milligramme pour les femmes et d'un milligramme pour les hommes. À consommer de préférence avec une huile/graisse saine.

La vitamine E dans les huiles végétales

La vitamine E participe à la protection cellulaire, le remède anti-âge et le capteur d'oxydants par excellence. C'est le terme générique pour toute une série de substances liposolubles, la plus connue étant l'alpha-tocophérol utilisée de manière erronée dans le langage courant comme synonyme de la vitamine E.

C'est un pur produit de la lumière, fabriqué exclusivement par les plantes au cours de la photosynthèse. La vitamine E est utilisée dans les crèmes pour son effet sur la peau, mais elle a d'autres tours dans son sac : une étude a prouvé son efficacité (à hautes doses) contre la névrodermite. Elle prévient par ailleurs les dépôts dans les vaisseaux sanguins et agit positivement sur le métabolisme des graisses.

Les meilleures sources alimentaires pour tous ceux qui n'ont pas d'intolérance alimentaire dans ce domaine sont les huiles de germes de blé, de tournesol et d'olive.

La vitamine C dans les fruits et légumes frais

La vitamine C est également un terme générique pour l'acide ascorbique et ses dérivés, ainsi que pour les substances comme l'acide déshydroascorbique, transformé en acide ascorbique à l'intérieur du corps. La vitamine C – restons-en au terme courant – capture activement les éléments pouvant potentiellement causer des dommages ; elle est, en quelque sorte, le « gardien de but » de notre équipe de défense du système immunitaire. À côté de cela, elle a un effet détoxifiant et contribue à la formation de collagène et au maintien de la fermeté de notre peau. En outre, le fer est mieux lié en combinaison avec la vitamine C.

Un apport accru est recommandé pour toutes les personnes stressées, affaiblies ou souffrant d'une sensibilité renforcée aux infections. Théoriquement notre alimentation nous fournit suffisamment de vitamine C, mais il arrive qu'elle soit perdue par le réchauffement ou la durée de stockage de la nourriture.

Les agrumes, le poivron, le chou-fleur, l'argousier, le fenouil ou le chou vert sont de bonnes sources.

Source de jouvence : la coenzyme Q10

La coenzyme participe à de nombreux processus dans le corps, plus particulièrement dans la chaîne respiratoire (voir pages 46 et suivantes). Elle aide également les mitochondries à lutter aux côtés des antioxydants contre les inflammations et les infections. Elle protège également nos nerfs et nos vaisseaux sanguins. Nous connaissons son nom par les publicités pour les cosmétiques et il est vrai que le Q10 garde nos cellules jeunes et souples. Ce qui est moins connu, c'est son rôle dans la combustion des graisses et la construction musculaire ; dans ce domaine aussi, elle agit comme un véritable élixir de beauté.

Les médecins sont désormais convaincus que la prise de coenzyme Q10 peut avoir un effet positif sur les maladies liées à la vieillesse. Elle normalise la tension artérielle, soutient la fonction insulinique et renforce le système immunitaire. Les études montrent un effet bénéfique en cas de maladie de Parkinson. La FDA *(Federal Drug Administration)* aux États-Unis a reconnu l'apport de coenzyme Q10 comme remède contre les maladies mitochondriales.

Il est difficile d'augmenter son apport en coenzyme Q10 par l'alimentation, même si on en trouve en relativement grande quantité dans les huiles d'olive et de soja, le porc et le bœuf, les volailles, le poisson et les noix. En fait, le corps la produit en grande partie lui-même à l'aide de vitamine B12, mais dans le cadre d'une thérapie, je recommanderais un complément : la coenzyme liquide a fait ses preuves, car elle est mieux absorbée.

Les secoureurs spéciaux des mitochondries

– La bétaïne se trouve naturellement dans le brocoli et les épinards, mais elle existe aussi sous forme de médicament fabriqué à partir de la betterave. C'est une sorte d'agent de dopage naturel qui permet au corps de gagner plus d'énergie. À ne pas confondre avec la substance de lavage du même nom !

– La choline – fabriquée jusqu'à un certain point par le foie – fait partie de la famille des vitamines B ; elle joue un rôle important pour les cellules nerveuses et la détoxification. On la trouve dans le foie animal et surtout dans le jaune d'œuf, mais également dans le lait, le soja, le quinoa, l'amarante, le chou-fleur, les épinards, les graines de potiron et les germes de blé.

– Le folate, voire l'acide folique, s'appelle aussi «vitamine B9». L'acide folique est la préparation synthétique, exceptionnellement mieux assimilée par le corps que les folates naturels, des vitamines volatiles, solubles dans l'eau. Peut-être en avez-vous pris en complément alimentaire pendant votre grossesse, car ces vitamines favorisent la division cellulaire et la croissance, ainsi que divers métabolismes. On les trouve dans de nombreux légumes (notamment dans la mâche et les épinards en branches) et céréales.

– Les vitamines du complexe B, tout particulièrement la vitamine B12 ou la cobalamine, participent à une série de métabolismes très complexes, ainsi qu'à la transformation d'enzymes et d'aminoacides. Fabriquées par une synthèse dans le corps, elles fournissent entre autres de l'énergie aux mitochondries. Mais **la quantité de vitamine B12 produite dans le gros intestin n'est pas suffisante, il faut donc également un apport alimentaire, sachant que vous n'en trouverez pas dans les aliments d'origine végétale !**

? De l'épigénétique dans l'alimentation

Pourquoi certaines personnes sont-elles grosses, alors qu'elles ne mangent pas beaucoup? Pourquoi certains contractent le diabète ou le cancer et d'autres – alors qu'ils ont un mode de vie semblable, voire moins sain – sont épargnés? La vie semble injuste. Nous avons tendance à tenir les «gènes» pour responsables mais – comme l'ont démontré des cancérologues américains en étudiant les agoutis – ce n'est que la moitié de la vérité. La couleur du pelage d'un groupe de ces rongeurs était terne et jaune, ils étaient gros et sujets à des troubles du métabolisme et des tumeurs. Les chercheurs ont donné aux sujets en gestation des aliments concentrés bons pour les mitochondries composées de choline, de vitamine B12 et d'acide folique. Leurs descendants furent des souris normales, brunes et minces. Un autre groupe a reçu une alimentation normale et ses bébés furent comme leurs mères, gros, jaunes et sujets aux maladies. Une série de structures moléculaires posée comme un deuxième génome sur les gènes est responsable de la reprogrammation d'un certain patrimoine génétique. On appelle ce deuxième niveau «épigénétique» (du grec *epi* = «par-dessus, ajouté»). Ces structures, entre autres des groupes méthyle, transforment l'information génétique de la cellule en bloquant certaines informations. Leur programmation peut être si persistante qu'elle est retransmise aux enfants. Au même titre, chez les humains, la suralimentation et le diabète gestationnel de la future mère représentent le risque d'un enfant adipeux. Risque qui peut considérablement être réduit par une alimentation raisonnable pendant la grossesse, l'allaitement et une nourriture pauvre en protéines au cours de la première année de vie de l'enfant.

La mauvaise alimentation n'est pas la seule responsable d'une transformation négative des structures épigénétiques, le climat, les toxines environnementales et probablement la psyché, peuvent également jouer un rôle important.

Pour influencer positivement la méthylation des cellules et des mitochondries, les chercheurs misent sur les composantes suivantes: la méthionine, la choline, la bétaïne, l'acide folique et la vitamine B12, ainsi que le zinc.

5- Aide en cas d'intolérances

Un test alimentaire comme je le pratique dans mon cabinet donne beaucoup de renseignements sur les allergies et les intolérances qui peuvent perturber – peut-être déjà depuis longtemps à votre insu – votre bien-être. Pour guérir le syndrome d'hyperperméabilité intestinale, il est primordial d'en éliminer la cause. Utilisez impérativement les diagnostics d'intolérances alimentaires et les analyses sanguines correspondantes pour clarifier la situation. Si vous soupçonnez un aliment d'être à l'origine de vos problèmes, rayez le coupable de votre menu – au moins pour quatre semaines et de préférence pour toujours.

Intolérance au gluten

La sensibilité au gluten est souvent détectée tardivement, car les symptômes peuvent être très diffus et les personnes concernées n'arrivent pas à déterminer l'origine de leurs troubles digestifs ou de leurs fréquentes nausées. La diarrhée chronique apparaît seulement après un certain temps, lorsque la muqueuse intestinale est déjà enflammée de manière chronique et qu'elle est devenue massivement perméable. Essayez de faire vous-même votre pain en expérimentant plusieurs recettes, cela vous permettra d'éviter les additifs et conservateurs superflus, mais vous pouvez trouver aujourd'hui également une multitude de produits sans gluten dans les magasins diététiques ou les épiceries spécialisées.

Il n'est pas conseillé de supprimer les aliments contenant du gluten sans raison, car les céréales complètes sont une source importante d'hydrates de carbone qu'on ne remplace pas si facilement. Sans gluten ne signifie pas automatiquement plus sain !

Une alimentation pauvre en gluten

Les fruits, les légumes, les pommes de terre, les légumineuses, la viande, le poisson, les œufs, les produits laitiers et les noix sans autres additifs ne contiennent pas de gluten à l'inverse de la plupart des aliments transformés !

Les hydrates de carbone sans gluten se trouvent par exemple dans l'amarante, le riz, le riz sauvage, le maïs, le quinoa, le sarrasin, le millet et le sagou.

Intolérance au lactose

D'après les chercheurs en nutrition, environ un quart de la population est intolérante au lactose ou susceptible de développer une telle intolérance au cours de sa vie. Chez les personnes concernées le sucre lactique, ou lactose, n'est plus scindé et digéré. La lactase, l'enzyme nécessaire, n'est plus présente ou produite en quantité insuffisante par les muqueuses intestinales. Vous voyez qu'ici aussi un intestin malade ou affaibli peut être le principal responsable. Dans l'intestin, il se forme de l'acide lactique et des gaz provoquant des conséquences désagréables comme des flatulences, des maux d'estomac et des diarrhées fréquentes. Ces complications sont faciles à diagnostiquer, car elles apparaissant souvent après l'absorption d'aliments riches en lactose. Un test respiratoire au dihydrogène (H_2) peut s'avérer édifiant.

Il y a beaucoup de lactose dans le fromage blanc, la crème, le petit-lait, le lait bien sûr, mais également dans les produits comme le chocolat au lait, les glaces au lait, les pralinés ou les gâteaux à la crème. Ils sont à éviter en cas d'intolérance.

Malheureusement, on trouve aussi une forte teneur en lactose dans des aliments insoupçonnés comme par exemple la charcuterie, le pain, la poudre à cappuccino, les plats ou les pâtisseries préparés. Veillez à repérer l'inscription « sans lactose» ou «contient du lait en poudre» sur l'emballage de vos produits de consommation courante. Même pour les aliments vendus au détail, par exemple à la boulangerie, la déclaration est obligatoire.

Réduire le lactose

Vous n'êtes pas obligé de faire l'impasse totale sur les produits laitiers. Des fabricants ingénieux ont conquis le marché avec du lait, des yaourts, de la charcuterie et du fromage sans lactose (= pauvre en lactose), où le sucre lactique est déjà scindé lors de la fabrication.

Conseil : vous pouvez utiliser le lait sans lactose pour préparer vos desserts, gâteaux et glaces.

– La règle d'or pour le fromage : plus il vieillit, plus son taux de lactose diminue. Ceci est valable pour les fromages à pâte dure comme le fromage de montagne, l'emmenthal et le parmesan ; et pour le fromage en tranches comme l'edam, le gouda, le fromage à pâte persillée, le camembert et plein d'autres encore. À éviter : les fromages frais, cottage et à tartiner.

– Les légumes, les pommes de terre, les fruits, les légumineuses, les noix, la viande, le poisson, les volailles et les œufs ne contiennent par nature pas de lactose.

– Le beurre est moins riche en lactose qu'on ne pourrait le croire, il est donc bien toléré en petites quantités.

– Le chocolat noir avec au moins 60 % de cacao est bien supporté en règle générale.

Intolérance au fructose

Elle est très répandue, **les experts estiment que 30 pour cent des adultes en souffrent.** Chez les personnes concernées le transfert du lactose dans le sang, qui doit se faire en principe déjà dans l'intestin grêle, est freiné. Les bactéries dans le gros intestin se jettent ensuite joyeusement sur ces molécules de fructose arrivant en masse, ce qui déclenche des crampes d'estomac, des flatulences et des diarrhées. Cela étant dit, **l'ampleur de l'intolérance est très variable et une renonciation totale au fructose est rarement nécessaire.** Dans la plupart des cas il suffit de choisir des fruits qui en contiennent moins.

Les confitures ont une teneur élevée en fructose, ainsi que les mélasses, les sirops, les fruits secs (raisins, dattes, figues), les mueslis et pâtisseries aux fruits. Le sucre au détail – le saccharose – est composé à moitié de fructose et de glucose, donc ici aussi la vigilance est de mise !

Intolérance aux histamines

C'est un domaine encore peu exploité par les chercheurs. Les symptômes rapportés sont nombreux et par conséquent difficiles à diagnostiquer : maux de tête, maux de ventre, nausées, problèmes circulatoires tels que tachycardie, vertige, démangeaisons, sensations de brûlure de peau et bouffées de chaleur. Dans le métabolisme des personnes touchées, une enzyme chargée d'éliminer l'histamine, la diamine oxydase de l'intestin grêle est bloquée. Grâce à un test sanguin, le DOA-REA, le médecin peut mesurer l'activité de la diamine oxydase et déceler une éventuelle intolérance aux histamines.

Ce qui aide le patient est le renoncement aux aliments suivants par ailleurs souvent qualifiés d'allergènes : les fruits de mer, le poisson facilement périssable ou qui a été stocké pendant une longue période (comme le thon, le maquereau, le hareng), l'alcool, le fromage à pâte dure et par ailleurs la choucroute, les tomates, l'ananas et les fraises.

Le seul moyen de gérer ce problème est de tenir une comptabilité précise ; **plus un aliment est frais mieux il est**

toléré, raison pour laquelle il est conseillé d'éviter les conserves.

Ceci n'est pas un conseil nutritionnel global, car certains de ces aliments sont tout à fait « sains », ce qui prouve à nouveau la complexité du sujet et à quel point on ne peut pas généraliser ! Même des patients souffrant de sévères intolérances alimentaires peuvent se préparer de délicieux petits plats.

6- Des compléments alimentaires adaptés

Dans certains cas, une nourriture saine et variée ou encore le renoncement aux aliments allergènes ne suffit plus. **Lorsqu'une maladie du métabolisme ou un dysfonctionnement mitochondrial sont déjà installés, le traitement peut être renforcé par des compléments alimentaires.**

Important : les informations suivantes ne remplacent en aucun cas une consultation thérapeutique ! Je vous invite à ne pas prendre les préparations en vente libre au hasard, à fortiori si vous suivez déjà d'autres traitements médicamenteux. Des interactions et des effets secondaires peuvent apparaître et annuler les effets positifs.

Les bienfaits des micro-organismes

Le traitement probiotique utilise des micro-organismes vivants et les aliments probiotiques qui en contiennent naturellement, comme par exemple le yaourt, sont soumis à des directives strictes. La quantité de bactéries qu'on y trouve est très certainement bénéfique à votre santé intestinale, mais elle est nettement inférieure à celle des compléments alimentaires probiotiques spécifiques que je recommande en cabinet.

EM c'est ainsi que l'on appelle les « micro-organismes effi-caces », étudiés depuis les années 1980. Ils incluent les levures et les bactéries lactiques, et constituent une composante importante d'un grand nombre de métabolismes. Ce sont également de bons capteurs de radicaux libres, capables de compenser les dégâts causés par le stress oxydatif. Dans nos pays, **le traitement probiotique occupe une place négligeable par rapport à son efficacité thérapeutique avérée** et la plupart des produits ne sont pas remboursés par la sécurité sociale.

Les polyphénols aux effets anti-inflammatoires

Les polyphénols sont très connus : ce sont eux qui donnent aux cerises ou aux tomates leurs couleurs caractéris-tiques, leurs arômes et leurs goûts typiques. Les plus impor-tants sont les flavonoïdes, la coumarine, les lignines, ainsi que les acides phénoliques et tanniques. L'acide caféique qui confère au café son incomparable goût légèrement amer en fait également partie.

En général, on prête aux polyphénols un puissant effet antioxydant, probablement supérieur à celui des vitamines. Associés aux vitamines, ils forment une équipe de choc contre les radicaux libres et le stress oxydatif.

Dans le cadre d'une alimentation saine, nous trouvons les polyphénols principalement dans les légumes de plein champ, les fruits et céréales complets non épluchés (les précieuses substances végétales sont souvent directement sous la peau). Les baies et les raisins rouges sont particulièrement riches en polyphénols et, dans une moindre mesure, les légumes verts, les oignons, les pommes, les grenades, le thé vert, le soja, le chocolat noir et beaucoup d'autres produits encore.

Les substances végétales secondaires qui protègent du cancer

- Les glucosinolates empêchent la croissance de tumeurs par l'angiogenèse. Ils sont contenus dans le brocoli, le chou rouge ou blanc. Ne les cuisez pas trop et mâchez-les bien !

- La quercétine, dont l'effet anticancéreux intervient dans le métabolisme des cellules cancéreuses, se trouve dans les oignons, les pommes, la ciboulette et le millepertuis.

- Le lycopène, un antioxydant et capteur de radicaux libres de la famille des caroténoïdes, agit directement contre le cancer de la prostate. Il est présent surtout dans les tomates. À déguster de préférence en soupe ou en sauce, car il est efficace uniquement lorsqu'il a été réchauffé !

- Les isoflavones font partie de la famille des polyphénols. Ils réduisent le risque de maladies cardio-vasculaires, du cancer du sein et de la prostate, du diabète sucré, de l'ostéoporose, de l'infertilité et inhibent les cellules cancéreuses notamment en cas de cancer du sein et de la prostate. On les trouve dans le lait de soja, le miso et le tofu.

- Les catéchines sont des substances aromatiques dont l'effet préventif en cas de cancers hormono-dépendants – comme celui du sein ou de la prostate – est discuté. Elles sont présentes dans le thé vert japonais (laisser longuement infuser) et dans le cacao, ainsi que dans le chocolat comprenant au moins 70 pour cent de cacao).

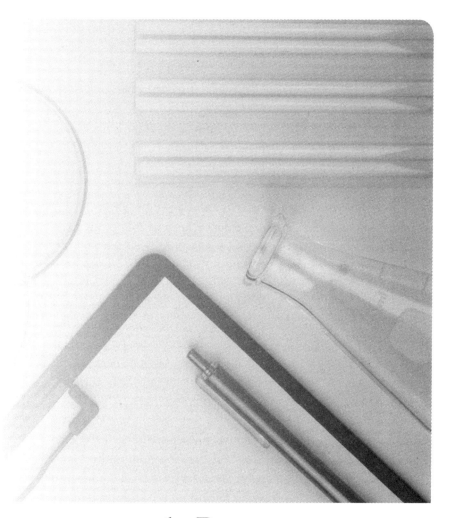

6ᴱ PARTIE
Mon concept thérapeutique et mon traitement

Lorsque vous croquez une pomme avec plaisir, que vous laissez vos pensées vagabonder lors d'une paisible promenade du dimanche... Lorsque vous vous amusez avec vos enfants, nièces et neveux dans la piscine, que vous oubliez tout ce qui existe autour de vous en assistant à un spectacle d'opéra enivrant – votre corps, votre esprit et votre âme peuvent se ressourcer. Et tout ce qui vous apaise, vous renforce et vous fait du bien, a un effet bénéfique sur vos petites centrales d'énergie. Mais que se passe-t-il si la vie vous a fatigué? Si, pendant trop longtemps, vous avez «tout» donné et que votre corps est tombé malade jusque dans ses mitochondries?

Avant tout, restez attentif à chaque symptôme d'épuisement et faites vérifier l'état de vos mitochondries par des analyses au laboratoire. Dès que vous savez à quel endroit vous devez être vigilant, vous pouvez intervenir à temps pour tout remettre en ordre, avant qu'un burn-out ou une autre maladie ne vous mette hors circuit pour longtemps.

Faites également attention à un autre signal d'alarme assez clair émanant de vos mitochondries : lorsque vous avez une maladie affectant plusieurs organes à la fois, la vigilance est de mise. Vous devriez envisager une consultation pour déterminer si vous avez des troubles mitochondriaux. Une fois diagnostiqués, ces problèmes peuvent être traités efficacement au niveau cellulaire.

Une mitochondrie n'est pas si facile à «tuer», il en faut beaucoup pour que ce «nain énergétique» soit à bout de souffle.

On peut très clairement déterminer l'état des mitochondries en utilisant d'importants paramètres au laboratoire.

Comme le fonctionnement de ces petites centrales d'énergie dépend en premier lieu de la qualité de l'approvisionnement en nutriments et substances vitales, les processus pathologiques peuvent être interrompus et normalisés grâce aux méthodes dites orthomoléculaires. La médecine orthomoléculaire est un traitement alternatif mis au point par le chimiste et double prix Nobel Linus Pauling (1901-1994). Dans le cadre de cette thérapie de micronutriments essentiels, vous recevez les composantes vitales assorties les unes aux autres que le corps ne peut plus fabriquer en quantité suffisante. Parmi elles, on trouve beaucoup de vitamines – avant tout les vitamines C, A et E –, des minéraux, des oligo-éléments, des aminoacides et des acides gras. Ces traitements sont particulièrement efficaces en cas de maladies psychosomatiques comme le burn-out, l'hypersensibilité chimique multiple et la fibromyalgie.

Quelques conseils pour mes lecteurs!

Dans les pages suivantes, je vous donne une idée des traitements ayant déjà fait leurs preuves. Je les applique principalement pour renforcer les mitochondries affaiblies ou endommagées. En me basant sur des exemples concrets, j'explique comment j'ai soulagé et soutenu les mitochondries par des mesures ciblées dans le cas de maladies partiellement graves, jusqu'à ce que l'état physique de mes patients se soit considérablement amélioré. Je vous conseille de choisir un thérapeute ayant déjà une certaine expérience dans le domaine du traitement des mitochondries, afin qu'il soit capable de vous proposer des thérapies adaptées à vos besoins propres.

1- Diagnostic et guérison

Lorsque vos mitochondries sont affaiblies ou malades, je propose un traitement en douceur, permettant à vos petites centrales d'énergie de se rétablir. Mon but est, d'une part, de **régénérer les corps endommagés des mitochondries** et, d'autre part, d'améliorer leur capacité de fonctionnement. Dès qu'elles pourront effectuer à nouveau leur travail sans entraves, vous retrouverez tant d'énergie que vous vous sentirez fort et plein de joie de vivre !

La première consultation

Supposons que vous soyez mon nouveau patient, qu'est-ce qui vous attend ? Tout d'abord, je vais apprendre à vous connaître en m'intéressant principalement à votre état de santé. Grâce à un questionnaire poussé sur votre historique médical, j'essaye d'obtenir une impression globale, en prenant en considération vos points faibles.

Je pose des questions prudentes pour vous encourager à me décrire vos faiblesses physiques et psychiques : ce sont elles que je dois apprendre à connaître pour obtenir les premières indications sur l'état énergétique de votre corps – et pour déterminer quelles fonctionnalités des mitochondries sont perturbées, plus particulièrement dans quels organes les mitochondries sont probablement déjà affaiblies.

Dans le cadre de cette démarche, je vous remets également un questionnaire, il est à remplir soigneusement, au calme. Par ailleurs, je cherche à connaître vos conditions de vie et vous pouvez m'aider en répondant en toute sincérité par exemple aux questions suivantes. :
– vivez-vous seul, en concubinage ou avec votre famille ? ;
– quelle est votre mission dans la vie ? ;

- quel métier exercez-vous? ;
- quels sont vos centres d'intérêt?

Ensuite, vous connaissez probablement la procédure, je fais une prise de sang que je transmets à un laboratoire indépendant.

En dernier lieu, je vous donne un petit tube pour effectuer une analyse des selles ; elle est également envoyée au laboratoire.

Sur la base de ces échantillons, le laboratoire met ses résultats à ma disposition et je les étudie pour finaliser mon idée de votre état de santé, notamment pour le consolider ou le corriger. **Les indicateurs les plus pertinents d'un dysfonctionnement mitochondrial sont : d'importants isoenzymes de la LDH, de la M2 pyruvate kinase (M2-PK), la capacité antioxydante, le gluthation, etc.**

Mes expériences ont montré que les troubles sont présents au niveau de presque tous ces paramètres énumérés, de façon plus ou moins évidente, selon votre état de santé. Je porte une attention particulière aux personnes soumises à un important effort physique ou stress psychique.

Dès que je suis en possession des résultats des analyses de sang et de selles, j'en discute avec vous et nous déterminons ensemble le traitement à suivre. L'intervention combinée s'est avérée efficace, **elle stoppe immédiatement tous les processus néfastes à vos mitochondries.** Je voudrais vous les exposer dans les chapitres suivants.

L'importance des résultats du laboratoire

En analysant les selles, on peut très clairement déterminer si, et à quel point, votre intestin est endommagé. Lorsque le taux d'alpha-1-antitrypsine est élevé, on est confronté à une perméabilité accrue des muqueuses intestinales. L'alpha-1-antitrypsine est une protéine des cellules du foie et lorsque les muqueuses et parois des vaisseaux capillaires de l'intestin sont blessées ou trouées, il arrive en plus grande quantité à l'intérieur de l'intestin et on le retrouve donc plus massivement dans les selles.

La bonne nouvelle : **la régénération et le rétablissement de la fonction des muqueuses sont possibles. Le but étant de rétablir leur imperméabilité et de reconstruire une flore intestinale intacte.**

Une alimentation sur mesure

Lorsqu'on a diagnostiqué un syndrome d'hyperperméabilité intestinale, le test alimentaire effectué ensuite vous donnera en principe la liste des aliments à éviter, vu qu'ils provoquent chez vous des inflammations chroniques.

Malade sans raison ?

Si vous êtes malade sans cause identifiable, je vous conseille de penser à l'histamine (voir pages 165 et suivante). Elle élargit les petits vaisseaux sanguins, afin que les grandes cellules immunes puissent traverser les parois des vaisseaux sanguins et se charger de l'écoulement du liquide des vaisseaux sanguins dans les tissus. Ceci crée un gonflement et une pression sur les nerfs, pouvant provoquer des migraines, des tensions musculaires dans la zone du cou, de la nuque et de la colonne vertébrale. Occasionnellement des douleurs articulaires et névralgiques comme les rhumatismes, les douleurs sciatiques et les lumbagos peuvent apparaître.

On peut également observer d'autres conséquences: migraines, céphalées de tension jusqu'à l'otite, maladies des organes respiratoires comme les sinusites chroniques, rhumes des foins, bronchites, rhinites, maladies du système gastro-intestinal, gastrites, inflammations du gros intestin et

•••

> ***
> de l'intestin grêle (la maladie de Crohn, la colite ulcéreuse),
> diarrhées, constipations, maladies cardiovasculaires, bour-
> souflures autour des yeux, maladies de peau et du système
> moteur ou encore allergies.

Le changement alimentaire

L'étape suivante est le changement alimentaire au profit d'une nourriture qui soulage immédiatement l'intestin et le répare petit à petit : il s'agit avant tout d'aliments qui ne fermentent pas et ne provoquent donc pas de flatulences. Les nutriments qui restent en dépôt et fermentent se transforment en alcool et d'autres toxines aussi néfastes pour votre foie que de grosses quantités d'alcool ! **Afin d'identifier les aliments adaptés à votre cas pour une régénération rapide de l'intestin malade, j'applique depuis des années un test alimentaire en pratiquant des analyses sanguines.** Il déterminera ce que vous pouvez manger ou, au contraire, ce que vous devez éviter à tout prix.

Le test alimentaire

Les tests alimentaires sont effectués dans des laboratoires indépendants ; on y étudie la réaction de votre corps à 270 aliments. Un échantillon de sang permet de procéder à des analyses complètes, vous fournissant de précieux renseignement : des taux et résultats transparents qui montrent par exemple si vous développez des anticorps contre les protéines alimentaires. Voici d'autres informations que ce test vous livre :

– l'histamine, une hormone libérée en cas de réaction allergique immédiate et de réponse immunitaire décalée. Certains aliments en contiennent, et le fait de ne pas l'éliminer correctement peut provoquer des troubles ;

– le manque de protéines : ce sont les composantes vitales de base sans lesquelles notre corps ne peut pas fabriquer ou réparer des cellules. Notre métabolisme énergétique, la formation des hormones, des cellules immunes, de la structure musculaire, des tissus conjonctifs de tous les organes, ainsi que le maintien de la tension sanguine et du système de transport qu'est le sang dépendent des protéines/aminoacides. L'être humain en a besoin pour éviter des troubles de régénération et les processus de vieillissement prématuré. Mais un excès peut conduire à une acidification du corps.

Régénérer l'intestin

La guérison complète du syndrome d'hyperperméabilité intestinale prend environ un an et demi. La mesure la plus importante est le traitement continu des muqueuses intestinales par un apport de bactéries saines. Je prescris donc des micro-organismes efficaces, des bactéries vivantes qu'on trouve dans les aliments sains et naturels.

L'intestin fabrique ainsi peu à peu une flore intestinale en bonne santé et efficace, qui permet à votre digestion de se régénérer. Elle est vitale, car elle améliore la biodisponibilité d'un grand nombre de nutriments que nous absorbons en mangeant. Enfin, une flore intestinale saine sert de bouclier de protection : elle fait partie du système immunitaire et freine la multiplication d'agents pathogènes dans l'intestin.

Le syndrome d'hyperperméabilité intestinale

Vous souvenez-vous de cette pathologie (voir pages 116 et suivantes) ? Une muqueuse intestinale endommagée empêche l'approvisionnement optimal du corps en substances essentielles et nutriments. Lorsqu'elle est en bonne

...

...

santé, elle filtre les toxines produites pendant le métabolisme, pour éviter leur passage dans le système circulatoire.

En cas de problèmes, elle ne peut plus assurer cette fonction et les toxines pénètrent dans le corps à travers l'intestin. Et si cet intestin troué ou fuyant laisse passer une grande quantité de substances nocives, il est obligé d'en stocker la majeure partie : elles sont déposées majoritairement dans les muscles, les tissus conjonctifs et les cellules graisseuses. Dès qu'une certaine concentration de toxines est atteinte, le corps réagit par une inflammation, ce processus lui permet d'en éliminer une partie.

Ce qui est valable pour les toxines s'applique également aux allergènes : dans les muqueuses saines notre système immunitaire est occupé à détruire sur place les allergènes que nous absorbons par la nourriture. Mais, en cas de syndrome d'hyperperméabilité intestinale, les allergènes traversent la paroi intestinale sans obstacle et peuvent déclencher une allergie alimentaire ou généralisée.

Une cure régénérante pour les mitochondries

Les «bonnes» bactéries, ainsi qu'une alimentation qui protège et régénère les intestins, sont les piliers de la thérapie ; elles permettent une guérison en profondeur de l'intestin, berceau du système immunitaire et de la digestion. Si vos mitochondries pouvaient parler, elles diraient probablement : «merci, nous recevons enfin le bon matériel dont nous avons besoin, au lieu de toutes ces toxines avec lesquelles on nous a bombardés».

Mais nous pouvons faire encore davantage pour améliorer leur fonctionnement ; il est crucial de prendre des mesures judicieuses et efficaces pour réparer les dégâts causés.

L'oxygène, un support pour les mitochondries

Alors que les bébés respirent 40 à 45 fois par minute, chez les adultes la fréquence respiratoire est stabilisée à environ 12 à 18 respirations par minute. Les poumons alimentent notre corps en oxygène frais ; avec le sang et les autres nutriments, il arrive jusque dans la dernière de nos cellules.

C'est ici, au plus profond des cellules, à l'intérieur des mitochondries, que se déroule la véritable respiration : les molécules d'oxygène (O_2) sont brûlées et transformées en énergie. J'ai recours à l'oxygénothérapie pour alimenter l'organisme en oxygène hautement concentré – c'est particulièrement direct et efficace par voie intraveineuse.

Comment améliorer instantanément la situation nutritionnelle des mitochondries ?

Il est important de mettre très rapidement des ressources saines à disposition des cellules, afin de reconstruire les mitochondries et de relancer la production énergétique dans la chaîne respiratoire, tout particulièrement au début du traitement. Une intervention par perfusion comme mesure de premier secours distille des vitamines, aminoacides et minéraux directement dans le sang en attendant que le changement alimentaire et l'assainissement intestinal fassent effet. Mises au point d'après le protocole du Dr Heinrich Kremer, ces perfusions contiennent un mélange spécifique de vitamines, aminoacides et minéraux que je vous administre par voie intraveineuse pendant environ une heure. Ainsi, le réservoir de nutriments dans votre corps se remplit rapidement et efficacement de «matériaux» de haute qualité et votre organisme en dispose immédiatement en quantité suffisante. Pendant ce traitement, vous êtes relié à un appareil de MitoEnergy. Il favorise l'ouverture des cellules pour leur permettre – ainsi qu'aux mitochondries – d'absorber davantage de ces précieux éléments nutritifs. Plus d'informations sur cet appareil prodigieux aux pages 182 et suivantes.

En supplément, je vous prescris des compléments alimentaires de la famille des probiotiques et – toujours et encore – des vitamines ! Ce n'est pas pour rien qu'on les appelle ainsi, après tout « *vita* » est le mot latin pour « vie ». En les prenant régulièrement, vous obtiendrez rapidement des résultats.

Reconstruire la flore intestinale : les probiotiques

Si vous avez déjà pris des antibiotiques pendant une période prolongée, vous vous souvenez certainement à quel point votre système digestif en a souffert. Les suites de ce traitement sont souvent la constipation ou la diarrhée, et vous vous en débarrassez uniquement après avoir rétabli les bactéries intestinales, détruites par les antibiotiques de façon collatérale dans leur lutte contre les agents pathogènes bactériologiques. Afin de reconstruire votre flore intestinale, consommez majoritairement des aliments probiotiques, par exemple à base de bactéries lactiques, des bifidobactéries et d'autres familles de bactéries nécessaires au système digestif. Ces probiotiques existent sous plusieurs formes. Le traitement « solide » contient entre autres des bifidobactéries et des bactéries lactiques, du sulfate de magnésium, du manganèse, de l'acide pantothénique, des vitamines B1, B2, B6 et B12. À l'état liquide on y trouve, à côté des différentes cultures de bactéries, des substances actives à base d'extrait de graines de cumin noir, des mélanges d'herbes comme les extraits de pépins de raisin et de pamplemousse.

Les substances végétales secondaires : une protection globale

Peut-être avez-vous déjà entendu parler des substances végétales secondaires ? Ce nom a été créé pour distinguer les vitamines, minéraux et oligo-éléments dans les fruits et végétaux des autres substances moins connues. Cette appellation compliquée regroupe tout simplement les éléments chimiques contenus plutôt dans la peau ou les feuilles des fruits et légumes. La plupart sont des colorants ou aromatisants, d'autres protègent les plantes des parasites et des maladies ou régulent la croissance de la plante. Pour les humains, elles représentent un véritable trésor, car elles sont éminemment bénéfiques pour notre organisme.

Les polyphénols forment une grande famille parmi les substances végétales secondaires : ils ont avant tout un effet antioxydant, capturent l'excès de radicaux libres et protègent ainsi les cellules du stress oxydatif (voir pages 62 et suivante).

Les polyphénols et la quercétine sont particulièrement bénéfiques pour la santé car, selon des études récentes, certains polyphénols sont de meilleurs capteurs de radicaux libres que les vitamines C, E et le bêta-carotène. Ainsi, l'effet antioxydant des polyphénols contenus dans le vin rouge est de 40 pour cent supérieur à celui de la vitamine E en même quantité – et elles préviennent également l'arrêt cardiaque. Vous voyez, soigner ses mitochondries peut être tout à fait plaisant !

Les principaux polyphénols sont :

– les acides tanniques (acides phénoliques). On les trouve dans les aliments caractérisés par leur incomparable goût amer : l'acide caféique en fait partie, ainsi que l'acide ellagique, une composante du thé vert réputée pour son action anti-cancérigène. Cet acide peut éventuellement – c'est ce que l'on espère et les premiers indices vont dans ce sens – prévenir les dommages génétiques causés par les substances cancérigènes (la fumée de cigarette, la pollution de l'air) ;

– les flavonoïdes. On suppose que les plantes développent ces colorants pour leur propre système immunitaire. Ceci expliquerait les bienfaits qu'ils ont pour nous : les flavonoïdes, contenus dans beaucoup de baies et d'agrumes, agissent silencieusement contre les inflammations.

Ils peuvent réduire le stress oxydatif et viennent à bout des champignons, virus et bactéries attaquants notre corps. On connaît bien à présent les antocyanes, un sous-groupe des flavonoïdes conférant par exemple aux mûres leur teinte bleu noire ;

– la quercétine. Elle est parfaitement visible dans la nature ; c'est un groupe de colorants auquel les cerises, les raisins, les abricots et le gui doivent leurs couleurs éclatantes.

Les préparations combinées : des résultats rapides

Vous trouvez aujourd'hui sur le marché, en soutien ciblé à vos mitochondries, toute une gamme de préparations équilibrées.

Ces mélanges spécifiques contiennent de précieuses vitamines (par ex. E, B2 et C), des oligo-éléments comme le zinc et le sélénium, des aminoacides, des polyphénols et des antioxydants.

Les préparations à base de substances végétales secondaires contenant du soufre, associées aux vitamines, oligo-éléments, algues et enzymes sont également utiles.

Les minéraux : veillez à un apport en coenzyme Q10, soutenue par la L-carnitine, la vitamine C naturelle, ainsi que la vitamine E.

Les substances végétales secondaires : il existe des préparations hautement concentrées en polyphénols. Un concentré de cumin, d'extrait de poivre noir, de pépins de raisin et d'aminoacide L-carnitine a également fait ses preuves.

Les acides gras insaturés : les précieux acides gras oméga-3 déploient leur effet parfaitement bien en combinaison avec la vitamine B3 naturelle, la L-carnitine, la taurine et l'allicine.

Le plus: la MitoEnergy

Au cours des derniers chapitres, vous avez appris que les mitochondries jouaient un rôle prépondérant dans notre organisme. **Lorsque le métabolisme mitochondrial complexe est perturbé, des pathologies diverses aux symptômes très compliqués naissent lentement et insidieusement.** Les influences électriques sur les tissus organiques provoquent des changements biochimiques immédiats dans l'organisme ; c'est une réalité scientifique. Depuis plusieurs siècles déjà, on observe les énergies produites par l'organisme, les signaux cellulaires et les processus biochimiques régissant et pilotant notre corps.

À cela, on peut ajouter que les impulsions de fréquence basées sur l'électricité sont le langage commun à toutes nos cellules. Elles provoquent directement sur la structure cellulaire ce que l'on appelle des «potentiels d'action» qui influencent et pilotent la fonction cellulaire. Pendant ces signaux électriques, des sortes de «lettres» individuelles sont transférées et elles se recomposent pour constituer une information cellulaire complexe. En cas de troubles des fonctions mitochondriales, on peut donc supposer également une perturbation du champ d'information électrique.

Des recherches pratiques poussées, menées pour normaliser les processus de régulation cellulaire défectueux, ont abouti au **développement d'un traitement ultramoderne : la thérapie systémique de MitoEnergy**. Il s'agit d'une nouvelle méthode thérapeutique bioénergétique intervenant directement dans le métabolisme du corps, pour influencer positivement les processus de régulation au niveau cellulaire. À ces fins, on utilise des champs électriques alternatifs haute fréquence à forte intensité, qui sont dirigés directement dans le corps par de grands applicateurs d'énergie conducteurs. Dans la plupart des cas, on traite le corps en entier pour atteindre – dans la mesure du possible – toutes les structures cellulaires. Comme chaque patient a un besoin énergétique différent, l'intensité est systématiquement adaptée au niveau d'énergie respectif. Ce traitement dure environ 50 minutes.

De nos jours, on n'a pas encore étudié quelles fréquences régulaient de manière optimale les différentes structures cellulaires. C'est pourquoi, la thérapie systémique MitoEnergy utilise un large spectre de fréquences variées ; cela ressemble à un orchestre de musique où l'association d'une multitude d'instruments aboutit à un concert incomparable.

Grâce à ce balayage permanent de fréquences, toutes les cellules, et donc les mitochondries ainsi que les membranes cellulaires, sont mises en oscillation. Cela permet à une infinité de particules chargées de pénétrer les membranes cellulaires ; celles-ci optimisent la perméabilité, ouvrent les canaux, créent des tensions et déclenchent de minuscules décharges.

Pendant ce procédé, on assure simultanément l'approvisionnement cellulaire optimal en administrant par voie intraveineuse des agents biologiques et des substances vitales à hautes doses. Ainsi, les mitochondries peuvent se régénérer et les cellules commutent à nouveau en mode de fonctionnement « normal » initial.

Les résultats thérapeutiques se sont avérés rapides et impressionnants, même chez des patients assez résistants.

La MitoEnergy augmente manifestement la capacité d'absorption des cellules et améliore le processus d'élimination des toxines et déchets du métabolisme.

Elle représente une composante indispensable dans le traitement de maladies mitochondriales ; elle y joue un rôle clé en « ouvrant les portes » pour la cellule. Comme cette méthode thérapeutique influence directement le métabolisme du corps et contribue à la normalisation et l'activation des fonctions cellulaires, il est possible d'agir à de nombreux niveaux.

Pas uniquement en cas de maladie ou d'épuisement

La MitoEnergy donne également de bons résultats dans le traitement des pathologies suivantes : le burn-out, les dépressions, les crises de vertige, la fibromyalgie, la maladie de Lyme, la névrodermite, le psoriasis, la maladie de Parkinson, les problèmes rénaux, les acouphènes, pour n'en nommer que certains. On arrive même à normaliser la tension.

Et je voudrais attirer l'attention sur un autre aspect très utile de cet appareil. Pour nos mitochondries le sport de compétition est un énorme travail et, en règle générale, après une compétition, les petites centrales d'énergie sont tout simplement «à plat». Parmi mes patients je compte un certain nombre de cyclistes et je ne peux que confirmer que **la MitoEnergy arrive à contrebalancer en très peu de temps la fatigue et l'épuisement, habituels et normaux après un marathon en vélo**. Elle a également fait ses preuves sur le long terme auprès de sportifs : auprès de tous ceux que je traite, on constate une amélioration des performances due à des mitochondries plus saines et plus fortes.

Comment éliminer les métaux lourds

Votre corps expédie d'habitude les métaux lourds, au même titre que d'autres toxines et déchets solubles, dans ses «installations de nettoyage», ils finissent par s'accumuler dans le foie et les reins. Vous pouvez vous représenter cela de manière imagée : de lourdes particules tombant au fond des tissus mous de nos organes comme des galets de rivière, elles ne bougent plus et s'accumulent – c'est le même principe que celui de la formation de calculs rénaux.

Lorsque les tests montrent la présence de métaux lourds, on les élimine à l'aide de perfusions. On administre séparément du DMSA par voie intraveineuse et ensuite, de la même manière, du CaNaEDTA ou NaEDTA. Les cellules sont ainsi mobilisées, les métaux lourds se solidifient et sont évacués avec l'urine.

L'élimination des métaux lourds dure une heure et demie à raison de trois heures par séance. Le lendemain, on vous administre des micro- et macroéléments nutritifs cellulaires pour remplir à nouveau votre réservoir de minéraux et oligo-éléments, également vidé pendant le processus.

Selon la constitution physique des patients, le traitement est répété une à deux fois par semaine ou toutes les deux semaines. Chez les patients très sensibles, on ne peut faire le traitement qu'une fois par mois. Le processus d'élimination devra se poursuivre jusqu'à l'obtention de taux de métaux lourds normaux dans les tests d'urine.

Indépendamment de votre état de santé subjectif, des contrôles de laboratoire auront lieu après dix séances pour suivre l'évolution thérapeutique.

Important : il existe un certain nombre de maladies graves pour lesquelles ce processus d'élimination des métaux lourds est à éviter. Parmi les contre-indications on compte les maladies graves du cœur, des reins et du foie, les pancréatites, la tuberculose, l'anévrisme, les infections aiguës (la grippe, la bronchite, l'amygdalite, la cystite) ou l'anémie.

Comment pouvez-vous contribuer aux soins ?

Vous avez la possibilité d'agir par vous-même pour déplacer au moins une partie de ce dépôt stocké et l'éliminer avec l'urine :
- renforcez le foie et les reins avec des préparations adaptées comme le chardon-Marie ou le solidago ;
- les algues chlorelle lient les métaux lourds et soutiennent le métabolisme dans leur élimination ;
- pour les métaux lourds accumulés dans le tissu conjonctif, des gouttes à base d'ail des ours peuvent s'avérer efficaces ;
- l'extrait de coriandre a fait ses preuves dans la détoxification des cellules nerveuses. L'élimination des métaux lourds

se fait en cure sous mon accompagnement thérapeutique – elle peut durer plusieurs mois ;

- consommez en complément beaucoup d'aliments à base d'acide sulfurique comme le fromage, les crabes, le hareng, le poulet grillé ou les noix rôties ;
- si le test alimentaire le permet, « l'alimentation Budwig » est conseillée. C'est un régime à base d'huile et de protéines, du nom de sa créatrice, qui vous fournit beaucoup de précieux acides gras essentiels. En première ligne, on y trouve l'acide alpha-linoléique et les aminoacides riches en soufre comme la méthionine et la cystéine. L'huile de lin contient 50 pour cent d'acide alpha-linoléique ;
- vous pouvez consommer également en toute bonne conscience de savoureuses oranges et agrumes, le physalis, les délicieuses baies de goji et les canneberges : les apports élevés en vitamine C et calcium sont les meilleures armes contre les accumulations d'aluminium, sélénium et zinc dans le corps.

Des mots qui guérissent

J'ai surtout abordé de manière détaillée les moyens et les méthodes qui contribuent à soulager le stress, je voudrais maintenant faire une place à **l'échange respectueux, aux rapports chaleureux basés sur des mots bienveillants**. Il est important que les personnes malades ou en crise soient entourées de gens auxquels elles puissent se confier – dans la vie privée ou dans le cadre professionnel. **L'écoute thérapeutique est un soutien fondamental**, les patients peuvent échanger et sont certains d'être entendus et de bénéficier d'un retour professionnel s'ils le désirent.

Je travaille beaucoup autour du dialogue et je sais que **rien qu'en verbalisant ses problèmes, on change d'attitude envers soi-même et ses soucis** – c'est le début du traitement et d'une nouvelle mise en perspective de la problématique.

2- Exemples de cas issus de mon expérience

Vous serez probablement étonné du choix de mes exemples, car je présente **des cas que l'on n'associerait pas, à priori, à un affaiblissement ou un dysfonctionnement des mitochondries**. Je les ai choisis parce qu'ils sont représentatifs de ma manière de procéder et de la dimension cruciale de l'échange entre le thérapeute et le patient. Ils montrent avant tout que même dans des cas apparemment «graves», le traitement des mitochondries peut être très efficace.

Sclérose en plaques : patiente, 30 ans

Sa sclérose en plaques (SEP) avait été diagnostiquée cinq ans auparavant. Cette maladie inflammatoire chronique attaque le système nerveux central – un état d'alerte physique impliquant un travail très dur pour les mitochondries.

La jeune femme est venue en consultation parce qu'elle souffrait de problèmes de coordination aigus : les bras, les mains, les jambes et le torse étaient affectés de manière variable. Une situation très compliquée, car elle gagnait sa vie en tant qu'ébéniste. Elle vivait à l'étranger, en Europe, mais rendait régulièrement visite à son père à Munich.

Elle expliquait que sa maladie était traitée par des perfusions de cortisone à haute dose à la clinique où elle était soignée. Peu avant de me consulter, elle avait eu une poussée : la jambe droite était comme engourdie, elle ne pouvait plus bouger les doigts correctement et ne pouvait plus rien tenir.

Elle avait commencé à changer légèrement son alimentation et prenait des vitamines, des polyphénols, des micro-organismes et des probiotiques en complément. Elle a apporté les résultats de son analyse sanguine, ainsi que celui de son test d'urine indiquant un taux élevé de plomb, de mercure et de cuivre.

J'ai prescrit une analyse des selles pour examiner sa flore intestinale et comme il s'agissait d'un syndrome d'hyperperméabilité intestinale, j'ai fait faire un test alimentaire qui a révélé une intolérance à toutes les céréales et aux produits laitiers y compris le lait de brebis et de chèvre. On devait également exclure les œufs, la viande crue, le chou, les poireaux et les oignons du menu.

C'est plutôt dur comme diagnostic! Mais elle s'y est mise vaillamment et a immédiatement changé son alimentation. Je lui ai prescrit en complément toutes les vitamines B, les vitamines C, A, E et des polyphénols, ainsi que de la coenzyme Q10 et de la vitamine D3 à haute dose en guise de détoxifiant végétal contre les métaux lourds.

Parallèlement, j'ai commencé au cabinet un traitement par perfusions pour rééquilibrer le système immunitaire : il s'agissait d'aminoacides spéciaux et d'éléments bien coordonnés comme des vitamines, oligo-éléments et du glutathion.

Le traitement a eu lieu deux fois par semaine pendant cinq semaines, puis la patiente est retournée dans son pays de résidence.

À la fin du traitement, ses mains n'étaient plus douloureuses! Et la paralysie de la jambe avait également disparu. Pour connaître l'état de ses intestins, elle a envoyé ses selles au laboratoire deux mois plus tard : selon les résultats le syndrome d'hyperperméabilité intestinale avait disparu. Malgré la bonne nouvelle, elle a conservé son nouveau régime alimentaire. Aujourd'hui, la patiente se sent très bien, elle continue néanmoins à prendre ses compléments alimentaires.

Une composante importante de cette thérapie était son consentement à marcher un peu tous les jours ; nous avons également discuté de son état psychique et nous y avons travaillé.

Je n'oublierai jamais cette patiente, car elle m'a offert une paire de chaussettes tricotées main en guise de cadeau d'adieu. Il n'y a pas de meilleure manière de symboliser le progrès qu'elle a fait.

Diabète type II, hypertension, léger dysfonctionnement rénal : patient, 78 ans

Le patient souffre de ces pathologies depuis quinze ans, ce qui oblige les mitochondries à renouveler en permanence les cellules endommagées – un énorme surmenage pour nos petits producteurs d'énergie vivants !

Passionné de randonnée, le vieux monsieur faisait de longues ballades, mais malgré cela, il était fortement en surpoids. Jusqu'ici, il avait été traité de manière traditionnelle avec des médicaments pour la tension et contre l'hyperglycémie. Un collègue lui avait recommandé mon cabinet pour le libérer de la metformine, un médicament utilisé en cas de diabète sucré.

Au début du traitement, je ne savais pas si j'allais réussir à diminuer sa dose de metformine, et je le lui ai dit.

Comme toujours, j'ai pratiqué un examen des selles et du sang au laboratoire. Les résultats ont dévoilé un dysfonctionnement mitochondrial, un léger dysfonctionnement des reins, un manque de magnésium et un manque prononcé de vitamine D3.

Par ailleurs, l'analyse des selles a révélé un syndrome d'hyperperméabilité intestinale avancé et une activité inquiétante du système immunitaire intestinal.

Suite à cela, j'ai proposé un test alimentaire. J'avais bien conscience de l'âge de mon patient et comme je craignais sa réticence face à un changement de régime, je lui ai dit de but en blanc : « Je pense qu'un grand chamboulement de vos habitudes alimentaires vous attend. » Le test a montré de fortes intolérances et, au final, le menu était plus que restreint : uniquement des produits céréaliers sans gluten, pas de produits laitiers (ni brebis, ni chèvre), peu d'agrumes, pas de pommes de terre, de chou de Bruxelles, de poivrons ainsi que de prunes ou d'oléagineux – sauf des noix.

La liste était plutôt un choc pour lui, mais il a réagi de manière positive en affirmant qu'il «voulait passer par là», s'il y avait une chance de réduire les médicaments.

J'ai fait un traitement d'oxygène par voie intraveineuse au cabinet – au début, il venait quatre fois par semaine ; puis je lui ai demandé de venir deux fois par semaine pendant trois mois, et nous avons fini par quatre traitements d'oxygène par mois.

De plus, je lui ai prescrit des compléments alimentaires : des vitamines, des aminoacides, des polyphénols et de la vitamine D3.

Le patient a lentement perdu 30 kilos sur deux années. Il se sentait très bien, car il avait aussi commencé à faire du sport dans un club spécial. Après seulement un an de thérapie, il a put arrêter la metformine et ses problèmes circulatoires avaient presque complètement disparu.

Suite à ces améliorations, son médecin traitant a changé la médication traditionnelle : les médicaments de tension ont été fortement réduits et le Marcumar fut remplacé par de l'ASS 100.

Ce qui me réjouit, c'est il n'est jamais trop tard pour choisir une vie plus saine ! Quelle joie de voir que ce patient a pu vivre de manière aussi intense suite à ses efforts – et le changement alimentaire en était un énorme pour lui (!).

Symptômes flous avec angoisse et dépression: patient, 30 ans

Comme je l'ai déjà expliqué, quand les maladies affectent simultanément plusieurs systèmes d'organes, on peut presque toujours conclure à un dysfonctionnement mitochondrial. Ce fut le cas ici.

Le jeune homme, au début de la trentaine, était dans un état lamentable. Il souffrait de crises d'angoisses et de dépression, ainsi que de troubles gastro-intestinaux, de migraines, d'un rhume des foins et d'une allergie aux acariens. Il disait lui-même que les déclencheurs de ses maux de tête étaient le stress et l'angoisse. Il avait consulté un médecin, on avait pratiqué une gastroscopie et une analyse des selles, sans constater d'anomalies.

À la première consultation, il m'a décrit sa situation professionnelle: il subissait beaucoup de stress et ne se sentait pas bien dans son département et dans son domaine d'activité. Il a littéralement dit: «Chaque jour de travail me fait véritablement peur.» Conscient de sa problématique, il avait entamé une thérapie par le dialogue, mais sans succès. Cet homme si jeune me semblait déjà résigné et lorsque j'ai un peu creusé, il a avoué être socialement en retrait par peur d'échouer. Concrètement, sa partenaire avait également des problèmes au travail et elle avait besoin de soutien, mais comme il était très occupé par son propre cas et des tensions se sont installées dans sa vie de couple. Ma théorie – et je ne suis certainement pas la seule à le penser – est que les états d'épuisement ne sont pas uniquement dus à un problème psychique, mais également physique, voire mitochondrial. C'est la raison pour laquelle j'ai opté pour mon traitement classique.

L'analyse de sang a révélé un dysfonctionnement mitochondrial au niveau du foie, des reins et de la lymphe, ainsi qu'une forte carence en vitamine D3. Les résultats de l'analyse des selles indiquaient un syndrome d'hyperperméabilité intestinale très prononcé, ainsi qu'une déficience immunitaire. Suite à ces données, j'ai ordonné un test alimentaire pour déterminer les aliments à éviter : il s'agissait principalement d'aliments contenant du gluten, du lait de vache et des œufs. Au début, le patient a eu beaucoup de mal avec ce changement alimentaire. Pour reconstruire son intestin, il a reçu des probiotiques, ainsi qu'un traitement de fond pour assurer l'apport en substances vitales sous forme de compléments alimentaires avec la panoplie complète de vitamines et minéraux. Pour approvisionner le plus rapidement possible les mitochondries en nutriments essentiels nécessaires à la production énergétique, j'ai eu recours aux perfusions et à certains moments également à l'oxygène par voie intraveineuse. Pour soulager sa tension psychique, je lui ai injecté un remède homéopathique.

Après la 14e séance, le patient se sentait très bien. Ses crises d'angoisse ayant disparu, il a renoué contact avec son environnement social.

Plus gratifiant encore : ses peurs de l'échec dans son travail s'étaient dissipées, il a retrouvé une joie de vivre réelle et des objectifs positifs. J'ai continué la thérapie encore pendant plusieurs séances pour le stabiliser.

Aujourd'hui, il continue à prendre des compléments alimentaires et il se sent bien. Il pratique régulièrement du sport avec joie et succès ; pendant sa période d'épuisement, il avait perdu presque tous ses matchs de tennis, une situation encore plus pesante pour lui, car chaque défaite sportive le décourageait davantage et le faisait douter de lui.

Nos conversations lui ont permis de voir les liens entre toutes les problématiques et nous avons travaillé ensemble pour qu'il puisse retrouver sa joie de vivre.

Désir d'enfant: patiente, 34 ans

Nous savons aujourd'hui que le syndrome d'hyperperméabilité intestinale peut conduire à des problèmes de fertilité chez les femmes. Dans le fond, c'est assez logique: lorsque l'approvisionnement en substances vitales est perturbé, les mitochondries sont en état de carence. Comment seraient-elles alors en mesure d'approvisionner un ovule féminin en 100 000 mitochondries hautement chargées en énergie? Cela débouche sur un trouble mitochondrial des ovules – et met en péril la fécondation et le développement d'un enfant en bonne santé...

Depuis son enfance, la patiente souffrait d'une névrodermite très prononcée et ses problèmes de peau s'étaient aggravés depuis la puberté. Elle avait également des troubles gastro-intestinaux. Son désir d'enfant était fort, mais elle voulait d'abord se soigner.

Comme d'habitude, j'ai commencé le traitement avec un examen du sang et des selles, et on a pu constater une faiblesse des mitochondries dans les reins, le foie et la lymphe, ainsi que la présence d'allergies.

Par ailleurs, un syndrome d'hyperperméabilité intestinale a été diagnostiqué et le test alimentaire qui s'en est suivi a indiqué une intolérance à une multitude d'aliments.

J'ai tout d'abord administré des vitamines et aminoacides par voie intraveineuse en douze séances. En parallèle, la patiente a changé son alimentation conformément aux prescriptions et elle a rigoureusement suivi son nouveau régime.

Les troubles gastro-intestinaux ont complètement disparu et les problèmes de peau se sont améliorés.

Six semaines après l'arrêt de la thérapie la patiente est tombée enceinte.

Problèmes de santé et burn-out : patiente, 44 ans

La patiente est venue me voir pour des problèmes à l'épaule, mais il s'est avéré très vite pendant la consultation qu'elle souffrait d'un herpès récurrent à la tête (zona) depuis deux ans, traité de manière classique. Par ailleurs, on lui avait diagnostiqué un burn-out – elle avait des horaires de travail aménagés et un suivi psychologique.

Lorsque je lui ai parlé de mon travail, elle était très intéressée et nous avons commencé comme d'habitude par des examens du sang et des selles. Le résultat : un affaiblissement massif des fonctions mitochondriales dans le foie, les reins et la lymphe, ainsi qu'un herpès actif et une très forte présence de métaux lourds.

Comme l'analyse des selles a également indiqué un syndrome d'hyperperméabilité intestinale, j'ai recommandé un test alimentaire qui a révélé beaucoup d'hypersensibilités. La patiente a donc décidé de changer de régime et d'exclure tous les aliments ayant contribué à affaiblir sa flore intestinale. Grâce à cela elle a pu renforcer son système immunitaire et les inflammations ont reculé.

Pour ce cas aigu, j'ai ordonné dix séances de perfusions à haute dose en vitamine C, glutathion et lysine (aminoacide).

Pendant ce temps, la patiente a décidé d'arrêter progressivement la cortisone, les antidouleurs et les antidépresseurs. Pour renforcer ses mitochondries, je lui ai administré des vitamines avec des aminoacides par voie intraveineuse et je lui ai prescrit des compléments alimentaires à domicile : des vitamines, des aminoacides et des probiotiques qu'elle a pris consciencieusement.

J'ai complété le traitement par des perfusions pour éliminer les métaux lourds : après dix séances seulement, la patiente se sentait plus vigoureuse.

Après quatre mois son état était très satisfaisant – et stable ! Les mitochondries étaient à nouveau performantes et l'état de la flore intestinale montrait une nette amélioration. Quant à son zona, il n'était pas réapparu depuis deux ans.

Nous avons beaucoup évoqué les facteurs déclencheurs de cette situation et nous avons essayé ensemble de trouver de nouvelles manières de gérer le stress – ce qui fut un succès ! Les douleurs fantômes ont complètement disparu et cette mère de deux enfants travaille aujourd'hui à nouveau à temps plein.

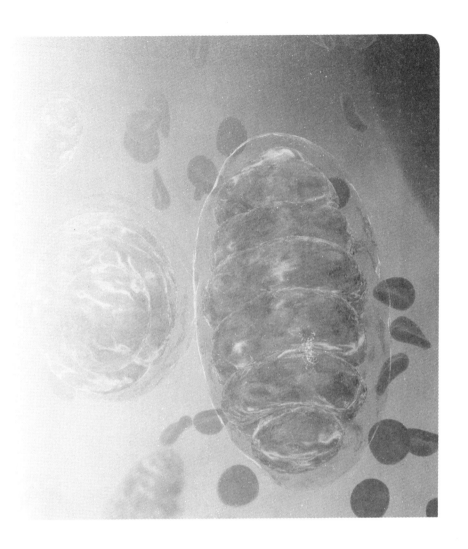

Annexes

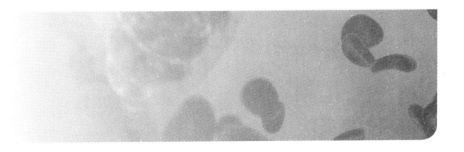

Liens utiles

www.naturheilpraxis-druxeis.de
www2.prevair.org

Index

A

acides gras 38, 57, 109, 128, 142, 148-150, 171, 181, 186
acides gras trans 110 et suiv.
acidification 155, 176
additifs 76, 120, 155, 162-163
ADN 18, 26, 98, 123
ADP 47, 132
alimentation 55, 60, 108-109, 119, 120, 128, 130-131 135-168, 174, 177, 186
alimentation par la lumière 141
allergies 85, 101, 113-115, 128, 131, 133, 143, 162, 175, 177, 191, 193
aluminium 81, 85, 86, 88, 99, 186

antibiotiques 92, 113, 119, 121-123, 179
antioxydant 33, 49, 63, 115, 120, 123, 145, 155, 157, 159, 167, 181
appareil de MitoEnergy 178, 182-184
appareil Golgi 27-28, 57, 75
archea 33-39
arsenic 87-88
ATP 42-51, 74, 132-133, 136
auto-guérison 22, 78

B

bacteria 33-37
bactéries 17, 23, 30, 32, 33, 44, 60, 75, 117-119, 122-123, 165-167, 176-177, 179

T

Tai Chi 66-68
test alimentaire 175-176
types de métabolisme 137

V

vitamines 20, 27, 29, 38, 49,
    109, 115, 120, 134, 136,
    142 et suiv., 145, 157 et
    suiv., 160, 161, 167, 171,
    178-179, 181, 186-194

Y

yoga 56, 66-67, 140

Z

zinc 29, 80-82, 143, 161,
    181, 186

Dans la même collection aux Éditions Jouvence

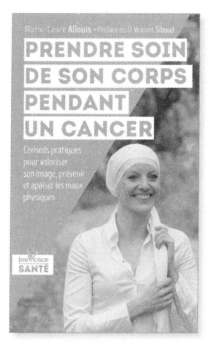

Prendre soin de son corps pendant un cancer
Conseils pratiques pour valoriser son image,
prévenir et apaiser les maux physiques
Marie-Laure **Allouis**

Si vous suiviez un traitement par chimiothérapie, thérapies ciblées et immunothérapie, ou si vous faites partie du personnel
soignant, vous trouverez ici des solutions paramédicales pertinentes pour prendre soin au quotidien des cheveux, des cils, des
sourcils, de la peau, ou des ongles, pour retrouver estime de soi,
dignité et moral durant un traitement contre le cancer.

128 pages • 17 €

Dans la même collection aux Éditions Jouvence

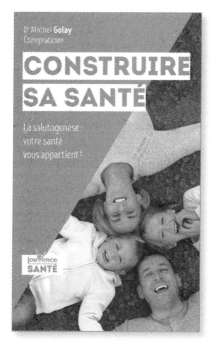

Construire sa santé
La salutogenèse : votre santé vous appartient !
Dr Michel **Golay**

C'est la méthode du Dr Michel Golay qui est présentée dans cet ouvrage, se focalisant sur le potentiel de votre corps à produire sa propre santé. Votre organisme construisant son bon fonctionnement en lien étroit avec son environnement, il est important pour être en forme de tenir compte de la qualité de votre alimentation, de votre activité physique, de votre sommeil et de ne pas négliger les thérapies manuelles.

224 pages • 19 €

Crédits : Illustration de couverture : Adobe stock / © eranicle.
Intérieurs : Adobe stock /p. 15 © Kateryna_Kon ; p. 41 © Samo Trebizan ;
p. 71 © happy_lark ; p. 105 © Jason Stitt ; p. 135 © Dušan Zidar ; p. 169
© Krisada ; p. 197 © chagpg

Schémas pages 18 et 25 : Wolfgang Pfau, Baldham

Dépôt légal : avril 2019
Achevé d'imprimer en mars 2019
Imprimé au Danemark